Skills in Cognitive Behaviour Therapy

Frank Wills

认知行为疗法技术

（原书第 2 版）

［英］弗兰克·威尔斯 / 著

李瑞华 / 译

重庆大学出版社

关于作者

　　弗兰克·威尔斯（Frank Wills）来自威勒尔半岛的一个工薪阶层家庭，只要有机会，他就会提及自己热爱的家乡的足球俱乐部：特兰米尔流浪者队。他从事心理治疗师的工作已经超过40年，如今终于有所建树。他曾在这个行业的各个岗位工作过，于1984年被正式认证为咨询师，并于1994年成为一名认知疗法治疗师。经过短暂的"CBT蓬勃发展"的时期，他认识到了自己方法的不足，并坚决反对学究主义，他认为职业治疗师应该整合所有相关的理论，以相互学习。他从心理动力学和人本主义的方法中获益良多。在他的著作《认知行为疗法：实践基础》（SAGE出版社，2013）和本书中，他阐述了这些收获在提升人际敏感性中的作用以及如何促成更多令人满意的CBT治疗案例。

致谢

本书在与诸多同事、学生和朋友的合作交流中缓慢地诞生了。我想感谢所有人，因为每一次讨论都加深了我对这项工作的理解。我想写出你们所有人的名字，但大部分读者都会"知道你们是谁"，这也许会泄露隐私。但是，有一些人，值得在此被特别提及：我的现场顾问Annie，以及我的CBT技能发展小组的成员：Christine Board, Liz Ford, Pamela Iles和Sarah Summers。十分荣幸能够成为SAGE出版社家庭的一员，特别感谢本书的管理团队：Susannah Trefgarne, Laura Walmsley, Rachel Burrows和Sophie Richmond，他们为本书的出版提供了很多帮助。

目录

006 　　　　　　　导论

012 　　　　1 ____ 实施 CBT 技术的基础知识

038 　　　　2 ____ 评估、个案概念化及开展 CBT 的技术

072 　　　　3 ____ CBT 中建立咨询关系技术

110 　　　　4 ____ 针对负性思维的技术

160 　　　　5 ____ 改变行为的技术

200 　　　　6 ____ 处理情绪的技术

236 　　　　7 ____ 处理持久的负性生活模式的技术

274 　　　　8 ____ CBT 技术的维持和发展

308 　　　　附录1　CBT 量表资源

312 　　　　附录2　其他认知方法：成本效益分析和饼状图

319 　　　　参考文献

332 　　　　术语和人名

导论

来吧，来吧，不论你是谁——流浪者、朝拜者、离去的爱人，没有关系。我们不是一只绝望的旅行队。

——鲁米

从 20 世纪 90 年代中期至今，我已经撰写了一系列关于认知行为疗法（Cognitive Behavioural Therapy，CBT）的书籍。每次出版都能使我联想到，在此期间 CBT、治疗方法和我自己是如何改变的。本书的最新版本尤其强调了这一变化。回溯至其初版，我可以看到其中的一项改变奠定了此新版本的基调。其原因我在本书中有详细的阐释，我现在更倾向于 CBT 应该努力扩大助人行业人群。想实现这一点，一方面应该做到减少对认知行为治疗师派系和方法的界限的过分限制，另一方面应该认识到更多其他可用于帮助来访者的方法同 CBT 的相似性。20 世纪 70 年代，我刚刚开始治疗师生涯的时候，CBT 还是"新事物"，到现在已经成为各种疗法中的一种主流治疗模式。可以理解的是，"新事物"往往会强调自己与以往的不同之处，但是随着 CBT 被人们广泛接受，也会逐渐放开自己和旧事物的界限，不再封闭自己和其他方法的界限。因此，我非常愿意看到 CBT 可以发展成一套能够作用于更多受众群体的理论与方法。所以在本书中，我将提供各种各样的案例，并且描述一种适用于社工、咨询员、青年工作者、志愿机构员工及很多其他为来访者提供帮助的专业人士的模型。基于这些原因，我将较为频繁地使用"心理治疗"和"心理治疗技术"这两个术语。"心理治疗"这个词作为一个通用术语被用在咨询和心理治疗两方面。"心理治疗技术"主要是指非认知行为治疗师所使用的技术。[1] 强调这一点并非不尊重任何人的技术，而是基于一种理念：这种技术更加实用，因此具有更广泛的推广价值。

早期的 CBT 模型更侧重技术、结果和治疗方案，但某种程度上忽略了其他疗法中治疗关系与治疗过程所做出的重要贡献。这在当时被看作是正确的，因为早期理论主要强调对技术的叙述和检验，但现在看起来它并不是那么地无懈可击。因此本书试图展开讲解与其他疗法的模型相关的人际和情感技术是如何被运用在 CBT 中的。CBT 本质上是一系列可以被灵活使用的理论和方法，可以适用于不同的场景，让咨询师及其来访者找到他们真实的自己。CBT 无须用僵化和固定的方式进行。最后一章通过利用对

---

1 这与英国咨询协会（British Association for Counselling）在 20 世纪 80 年代采用的定义类似。

治疗过程研究和反思实践的理念，提出了一些持续改进 CBT 技能的方法（McLeod，2010，2013a）。

在本书第一版导论的结尾，我提出了一个类似于《卫报》的"深度阅读"专栏的评论：初版是 CBT 的昨日重现——但是这次将会有更多不同的感觉！针对这个版本，我允许自己再奢侈地添加几个词：我们应将 CBT 着眼于实践，而不是沉迷于"成为一个认知行为治疗师（以下用作'CB 治疗师'）"。

在我们关于 CBT 的书籍中，戴安娜·桑德斯（Diana Sanders）和我都重复使用了 25 年前保罗·吉尔伯特（Paul Gilbert，CFT 创始人）的恳切请求：CB 治疗师应该"从技术取向的方法中暂时脱离出来，从更加人文的角度去思考作为一个'人'是什么感觉"（Dryden & Trower，1988，p.66）。这句话时至今日依旧正确。

CBT 从业者有时会因为采用了一些没有得到研究结果支持的方法而感到紧张。许多好点子都是来自多年来大量的实践证明。不过令人遗憾的是，针对 CBT 中具体技术如何使用的研究很少，而这在我看来仍然是阻碍 CBT 发展的关键缺口。不过我会提供一些关于如何弥补这个缺口的建议，将在第 8 章详细论述。

我对詹姆斯·洛夫洛克（James Lovelock）最近对他作为一个"孤独的科学家"的实践，以及他致力于建立的科学世界的关系的描述深表赞同（2014，p.19）：

> 我不轻视那些成功领导科研团队的领导者，但是我们也需要独行侠。

我的一个同事最近创立了"CBT 领域的大师"名单（注意男性名词），我一开始很懊恼，然后又很庆幸我不在名单上。考虑到这一点，我意识到我渴望的标题是"莱斯·道森[1] 的 CBT"，当然也包括他的钢琴表演。

1　英国演员，主持脱口秀节目 *The Les Dawson Show*。——译者注

实施 CBT
技术的
基础知识

关乎风格，跟随潮流；关乎原则，坚如磐石。

——托马斯·杰斐逊

人们希望在为来访者提供心理上的帮助时技术越来越好。本书从这样的假设出发，即 CBT 的概念和方法可以极大地帮助实现技术越来越好这一目标，本书最后一章还会建议从业者如何在不断发展的基础上开发一种对自己有效的 CBT 方法。

心理咨询技术当然应该有理论知识的支撑，如果没有理论的指引，我们也许可以很好地与来访者在心灵的探索中一起旅行，旅途的方向却会因此变得晦暗不清。本章将接受来自上文托马斯·杰斐逊引言的挑战，首先简要介绍一下 CBT 的发展历程，接着将描述在 CBT 发展演变过程中所形成的一些基本原则。

CBT 的本质与演变

CBT 是一种心理疗法，该疗法的创建是基于这样的基础理念：心理问题，如焦虑症和抑郁症，是被功能不良的思维、感觉或行为

实施 CBT 技术的
基础知识

所影响及维持的一种不健康的心理模式。心理问题经常是受到各种具体的负面的想法而产生，这种想法自然而然地与一些毫无帮助的感觉和行为模式相关联。咨询师评估来访者的症状和他们潜在的思维模式并由此建立模型，然后与来访者合作，计划并实施一系列的干预方案来改善来访者的心理状况。

现在普遍认为，认知行为疗法的发展经历过三次"浪潮"。第一次浪潮：行为疗法，始于 20 世纪 50 年代至 70 年代。行为主义治疗师在一定程度上反对精神分析流派侧重于谨慎地推测来访者的内心想法与动机。行为疗法治疗师更愿意评估那些表露在外的行为给来访者所带来的困扰，并为之制订解决方案。他们开创了精神病领域除"医学模式"治疗方式的第一个主要替代方案，可谓功垂竹帛（Bruch & Bond, 1998）。

对来访者内心世界的拒不探测，可能因此限制了行为疗法可成功治疗的应用范围，但这个缺口被第二波浪潮——认知疗法，以及之后兴起于 20 世纪 70 年代至 90 年代的将认知疗法与行为疗法融合之后的认知行为疗法[1]很好地弥补了。例如，贝克（Beck）的认知疗法与行为疗法中的典型理念一致，发展出后来被称为循证实践的方法，贝克（Beck）和埃利斯（Ellis）都把重点放在行为矫正方面（Wills, 2009）。此外，认知方法显然对内部的心理过程有着更大的兴趣，正如拉赫曼（Rachman, 1997, p.17）

---

1 "认知行为"这个术语大约从 1972 年开始使用。

所说，"认知疗法是行为疗法的补充"。维斯哈尔（Weishaar, 1993）指出，在该疗法的治疗领域中，通过 CBT 有效治疗抑郁症的研究受到广泛的推崇，以及针对其他不同领域的问题，其适用效果也越发显著。

然而最终，CBT 还是展现出了一定的局限性，这也成为第三次浪潮出现的根本原因。第三次浪潮，我更愿意将其描述为"正念与接纳"浪潮，始于 20 世纪 90 年代至今时今日。正念认知疗法（Mindfulness-based Cognitive Therapy, MBCT），由西格尔、威廉姆斯与蒂斯代尔（Segal, Williams & Teasdale, 2002）创立，是一种能与抑郁性反刍抗衡的有效方式，因此现在已经成为预防抑郁症复发的首要策略。对那些可以更加有效地处理思维反刍的新疗法的需求，恰恰体现了标准认知行为疗法对于改造负性思维的局限性。MBCT 发展出一种方法能够帮助来访者"将自己的思维当作客体去观察"，这与第三次浪潮中的其他模型不谋而合："接纳承诺疗法（Acceptance and commitment therapy, ACT）"认为，负面的想法更应当被"解离"，而不是被"改造"；慈悲聚焦疗法（compassion-focused therapy, CFT）也表明，负面的想法最好是用一种"自我慈悲"的立场来看待。鉴于这些可观的改变，似乎有一种不好的趋势：CBT 变得越来越碎片化。威尔斯和桑德斯（Wills & Sanders, 2013）回顾第三次浪潮的发展历程中所面临的挑战，主张将第三次浪潮中的见解整合到 CBT 整体

实施 CBT 技术的
基础知识

模型中，并保持它们的单一性和简约性，本书也赞同这一观点。

CBT 的原则

本书所描述的 CBT 技能、方法和策略的基本原则使用了 CBT 原则的模板，此模板最早是由阿伦·贝克（Aaron Beck, 1976；Beck & Emery with Greenberg, 1985）叙述的，并由他的女儿茱蒂丝·贝克（Judith Beck, 1995）进行了进一步的完善，如图 1.1 所示。

帮助来访者的基础：

CBT 需要良好的治疗关系。

CBT 强调合作。

一种理解来访者和他们的问题的方法：

CBT 是建立在认知行为概念化上的。

我们帮助他人的策略：

CBT 是相对短期的。

CBT 是一种问题聚焦、目标导向的疗法。

CBT 的首要任务是关注当下问题。

CBT 是结构化且有指导性的。

CBT 是有教育作用的。

一种实施如上策略的技术基础：

CBT 方法是归纳及苏格拉底式引导。

CBT 时常用到家庭作业。

CBT 使用多种技术去帮助来访者建立更加灵活且具有适应性的思维、感觉及行为模式。

图 1.1　CBT 的原则（由 Beck 改编，1976；Beck et al., 1985；J. Beck, 1995）

不断完善的基本原则为咨询师在以下几个方面提供了明确的方法：

◎ 与来访者的治疗关系

◎ 理解来访者及其问题的概念

◎ 治疗介入的策略形态

◎ 实施策略的技术

CBT 通过基于相互合作的治疗关系工作

我力图说服其他取向的治疗师，CBT 治疗师确信建立治疗关系是他们工作中至关重要的一个环节。我的论点基于以下三个主要命题：

◎ CBT 中的治疗关系与其他治疗方法有显著的传承性和延续性。这一点将在标题为"共情、温暖和真诚"这一小节中展开详细论述。

◎ 然而，CBT 的治疗关系也有其独特性——见小节"一种合作性的治疗联盟，事实上是经验主义，本质上是务实主义"。

◎ 虽然 CBT 中的治疗关系倾向于简洁单一，但操作得当的话，它也具备人际敏感性并包含对移情与反移情的熟练运用——见小节"人际敏感的 CBT"。

读者们可能发现将上述步骤作为他们发展 CBT 技术的指南对日后的学习和工作是很有帮助的。新手在使用 CBT 技术时应该侧重于建立共情、温暖和真诚的态度并辅以 CBT 式合作。最终当他们愈发觉察到治疗工作的细微之处时，他们就可以开始在咨询工作中加入更多的关系维度了。

共情、温暖和真诚

贝克、拉什、肖以及埃默里
（ Beck, Rush, Shaw and Emery,
1979 ）针对他们认知疗法的开创性工作中对治疗关系的描述显
然应归功于卡尔·罗杰斯（Carl Rogers）的观点：

> 根据罗杰斯（Rogers, 1961）的描述，在认知疗法中
> 的治疗关系应该被定义为真诚、尊重以及合理的温暖
> （Beck et al., 1979, p.21）

认知疗法则认为，来访者看待治疗师共情的方式会被他们自身的
信念所影响：助人者的共情有时在旁人看来会被看作一种故施恩
惠的态度。温暖在 CBT 中经常伴随着一定程度的乐观；与来访
者相处时，治疗师可能会选择带一点乐观的态度，尤其是对有抑
郁倾向的来访者。恰到好处地运用幽默，可以帮助来访者重塑一
些特定的思维模式。

共情可以引申为共情其内容和情感（Ivey, D'Andrea & Ivey,
2012）。库珀（Cooper, 2003）表明，探索来访者叙述的含义也是
基于经验主义的帮助的中心焦点。通过探寻来访者情绪背后所表
达的含义，从而加深对来访者感受的理解，随之形成一种认知共
情的形式。CBT 从业者可以通过这样的方式来表达与来访者之间
的共情连接，"任何人在想到自己已经失去了一切时，都会感到消
沉，正如你现在这样"。融合内容及情感反应与苏格拉底式提问可

以将共情扩大，正如在动机性访谈中所做的那样（Miller & Rollnick, 2002），这一点在第4章第七小节"通过苏格拉底式对话引导发现法（GD/SD）"中有详细描述。增进共情还可以通过探索情绪是如何驱动—动机—行为[1]这一环节来实现。共情的对话可以用来与来访者面谈，虽然可能需要一定程度真诚而又机智的交谈策略。真诚，是一种不论对 CBT 治疗师还是其他取向的治疗师都至关重要的品质。助人者使用 CBT 旨在将这些品质结合起来，共同构建一种基本的治疗关系并且开启一种"合作的经验主义"（详见下一小节）。阿诺等人（Arnow et al., 2013）的研究证明了 CBT 的治疗结果与治疗关系的质量有重大联系[2]。这种关系的存在或缺失在 CBT 的初始阶段尤为明显。另外，凯杰斯、沙普和胡格丁（Keijsers, Schaap & Hoogduin, 2000）在一项 CBT 治疗关系的主要综述中表明，CBT 从业者看起来与其他取向的治疗师一样擅长践行这些品质。

一种合作性的治疗联盟，事实上是经验主义，本质上是务实主义

CBT 治疗师曾不厌其烦地强调，CBT 模型的操作不

---

1 "emotion"（情感）和"motive"（动机）源于同一个拉丁词根，意思是"移动"或"激发"——也就是说，情感和动机既能感动我们，也能促使我们行动。

2 然而，值得注意的是，在阿诺等人的研究中使用的 CBT 形式是心理治疗的认知行为分析系统（CBASP: McCullough, 2000, 2006）。麦卡洛已经投入了相当大的努力来发展针对特定来访者群体——慢性抑郁症的治疗联盟。但假设 CBT 的所有变体都具有相同的疗效状态是有一定风险的（Gilbert, 2009b）。

实施 CBT 技术的
基础知识

由一个聪明的治疗师"全权负责"：虽然 CBT 可以很精巧，但其宗旨还是求真务实而非卖弄学识（Wills, 2006a）。这就是为什么 CBT 强调要在治疗师和来访者之间构建一个合作性的工作同盟。合作，简单来说只是意味着一起工作：来访者的工作与治疗师的工作并不相同，但他们的工作必须互相契合。CB 治疗师的工作是帮助来访者识别或在某些时候质疑他们的思维。来访者要尽可能诚实地叙述引发这些负性思维的场景。如果他们看到这些想法毫无用处，他们就会在治疗师的帮助下建立一种新的、对他们更好的思维模式。然而，他们也可能会把思维模式面临的挑战看作对自己的攻击。因此，类比来讲，来访者和治疗师结成"同盟"来共同应对问题是比较有帮助的。来访者和治疗师共同承担治疗工作的职责与进度。这种日程设定与反馈收集（见第 2 章）的合作性结构机制可以有效地支持治疗工作进度。在治疗的早期，治疗师可能会承担更多职责且更加活跃，但是职责以及对治疗的控制权会逐渐交付给来访者。在治疗的开始阶段，治疗师更像是导师 - 教练，但是随着时间的推移，治疗会逐渐进入咨询模式（Neenan & Dryden, 2013）。基本工作同盟是一个"联合工程"，负责收集、分析和审查有关来访者生活的信息，并用它来洞察未来新的积极方向。

人际敏感的 CBT

治疗是一种内在的人际交往过程，因此 CBT 也同样地受到人际交往和关系过程的影响，这一点在其他治疗模式中已经得到了明确的证实和应用。更多地了解人际交往过程可以让 CBT 从业者更灵活地使用 CBT 的治疗结构（详见第 2 章）。如果没有这样的灵活性，CBT 就有可能会变得僵化且缺乏生气。来访者对 CBT 方法的反应方式千差万别，因此治疗师真正的艺术与技能是尽可能找到最适合来访者的干预措施。因此，学习如何以一种敏锐的、能够适应来访者的方式进行 CBT，必须是一个终生的过程（详见第 8 章）。在我看来，来自不同取向的治疗师应该相互学习是理所应当的，且 CB 治疗师现在也很愿意这么做。一个很好的例子就是我们拓展我们的治疗结构，突破结构性限制话题，以增进对人际交往过程的理解（Gilbert & Leahy，2007；Wills & Sanders，2013）。本书将在第 3 章对人际交往进行更深入的讨论。

CB 治疗师通过绘制认知行为 "路线图" 来理解来访者

在 CBT 范式的中心，有一个简单且有效的工作模型：人们对事情的看法影响了他们的感受和行为。如果来访者可以围绕这一点来进行改善的话可能会非常有用，咨询师可以通过如下对话对 CBT 的原理[1]进行解释：

> P1（咨询师）：我有时候用我的两个朋友的例子来解释

1　原理解释的教学练习可以在本书的配套网站上找到。

实施 CBT 技术的
基础知识

CBT 是如何工作的。他们都在同一个工厂工作，家庭情况也差不多。不幸的是，忽然有一天他们都听说自己要被裁员了。其中一个人想："我真是一个失败者，我的妻子也会离开我的。"这样一想，你觉得他感受如何？

C1（来访者）：我觉得他一定很绝望，非常消沉又抑郁。

P2：是的，他确实是这样的。现在另外一个人这么想："被裁员是挺糟糕的，也很可怕。但是另一方面，我在这里工作也不怎么开心，也许这是个好机会，让我可以尝试其他我感兴趣的工作。"你觉得他感受如何？

C2：嗯，好多了。他可能仍然会担心，但是他看起来更乐观。

P3：如果现在有一份新工作出现了，你觉得谁最有可能去争取？

C3：第二个人吧，第一个人可能就直接放弃了，或者他根本不会去申请。

P4：没错，事情就是这样。

这个故事旨在解释 CBT 概念中的核心要点，正如上述例子所阐述的，一个人看待某件事的方式影响了与他相关的感受和行为。这一点之所以能产生作用是因为在同样的场景下两个人的反应是何其的不同。这强调了我们对一件事情的评价方式的重要性。将来访者的兴趣或背景匹配到例子中，并且通过绘制图解来强化这种核心理念是很有帮助的（图 1.2）。

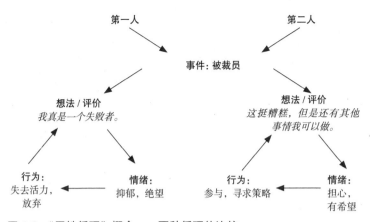

图 1.2 "恶性循环"概念——两种循环的比较

这个例子还暗含了其他的要点。首先，人们的生活中确实有一些糟糕的事情会发生，他们的反应也不完全和他们的内心活动有关。其次，那些有着更具适应性反应的来访者依然会对他们当下的处境感到担忧：他们当然不会开心或是无动于衷。"担心"在这种情境下合情合理且会激发人们的斗志去应对这场"裁员危机"，有些时候允许自己悲伤一段时间反而更有帮助。更多关于正面和负面情绪的讨论见第 6 章。再次，图解包含了两种不同的"循环"，一种是"恶性"且功能失常的，另外一种则是功能良好的。在"恶性循环"的例子中，情绪和行为的反应可能在不知不觉中就确认了负性思维的预测，也可以称为"自我预言实现"。与之相反的是，"良性循环"提供了更多可以解决问题的希望。最后，"恶性循环"图解中的每一项单独的元素都可以被看作一系列改善策略中的潜在目标：诱因可以改变，信念和想法可以矫正，情绪可以修通，行为实验可以尝试（图 1.3）。

"恶性循环"的图解在 CBT 的实践中使用非常频繁，有时可以画在一个平板或白板上。这种图解应该被看作临时性的而非恒久不变的。来访者可以画在他们自己的笔记本上，并带回家去思考、设想和改善（见第 2 章）。这将是治疗中最强有力的一刻，即来访者第一次意识到自己的负性思维。当他们看到自己写在白板上或者在来访者笔记本上的内容时，可以加深这一刻带给他们的印象。

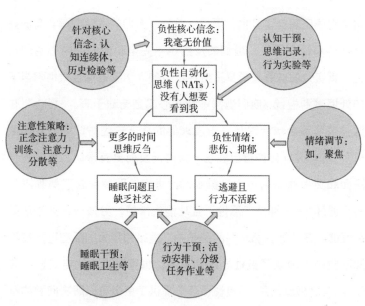

图 1.3　恶性循环与治疗目标

上述解释 CBT 原则的裁员故事可以讲给很多人，但其中的场景可以改编为与来访者经历相匹配的设定，比如说办公室、学校和其他各种地方。尽管故事的设定比较现代，但它却是苏格拉底和斯多葛学派传统的智慧的回响，正如埃皮克提图（Epictetus）的名言所述："人们并非为事物本身烦恼，而是为他们自己对事物所持的想法而烦恼。"我们再一次指出，不好的事情确实会发生，但我们可以控制我们对事情的反应。系统化对诱因的考虑也要求我们对可能影响我们幸福的其他因素，如社会、经济、政治、宗教、文化等保持敏感性（Gilbert, 2009a；Levinson, 2010）。

<u>小建议</u>　　如果是你和别人一同工作，可以在治疗过程中运用合理的故事进行角色扮演；也许就像上面的"工厂"故事一样。不过要试着根据和你谈话的人的情况来修改这个故事。这可以通过改变就业焦点或者将场景转移到你认为可能与他们交谈的其他环境中：例如，你如何将此应用到儿童或青少年身上？如果你自己一个人工作，试着想一个能吸引最近的来访者的故事。

一个简单的"恶性循环"图式通常是制订 CBT 个案概念化的第一步。下一步是去识别负性思维中扭曲的认知和一些问题，如焦虑和抑郁相关的想法。比如"灾难化"通常在焦虑问题中十分常见（Barlow et al., 2011）。最后，将与这些想法相关的信念添加进来，将"路线图"完成。这些概念在第 2 章、第 4 章和第 7

实施 CBT 技术的
基础知识

章中有详细的论述。

认知因素包括信息加工、注意和解析。认知疗法又被称为"评价疗法"，因为在认知过程中评价这一环节是 CBT 治疗中最重要的一部分。大多数自动思维都是一些琐事。在 CBT 治疗中，来访者所提到的负性思维经常都与评价背后的意义有关，比如来访者认为他们是什么样的人；来访者认为什么是他们应该做的；来访者认为他们应该和谁一起去做等等。正念疗法的兴起也向我们证明了来访者关注自己负性思维的重要性。正念阐明了我们可以在思考的同时还能够意识到我们在思考。帮助来访者意识到"我正有……的想法"，可以使来访者稍微跳出负性思维的怪圈，从而能够在某种意义上学会不那么在意这些想法。当我们在思维、注意、评价和解析的不同层面转换时，读者们应该将这一点谨记在心。

小建议　　　　回想一下过去几周，并找出一个让你产生强烈情绪
　　　　　　　变化的事件。为了达到这个练习的目的，最好是想一件令你不快但你也只是"半知半解"并觉得有点小问题的事情（比如，你对一件事情反应过度）。看你能不能依照"引发—思考（评估）—情绪—行为"这个模式描绘你当时的反应。如果可以的话，像上图一样画出来。
在你识别的反应链中有没有"恶性循环"的元素呢？如果这样的情景再次出现，你可能会选择其他反应方式吗？这个场景对你来说意味着什么呢？

CBT 用特有的方式（策略）来帮助来访者

短期治疗

CBT 通常与短期工作相关，这可能是因为在一些环境中，比如 NHS（National Health Service，英国国家医疗服务体系），建立一种资源意识和强调短期治疗的需求是很有必要的。通常正式 CBT 的疗程为 10~20 次——对某些情况来说，乍一看是无法缩短的。但现在我经常听说，和很多不得不限定在 6~8 次[1] 的疗程相比，这看起来确实有点奢侈。在针对治疗抑郁症的 CBT 研究中，治疗疗程为 10~20 次，研究进一步表明，最简约的结果是平均每个疗程 17 次会谈（Beck et al., 1979）。然而，短期工作的理论依据强调了这样一个事实：治疗师和来访者之间的合作性治疗联盟很少能帮助来访者解决他们所有的问题，因此应该强调让来访者成为他们自己的治疗师以解决他们自己的问题。这可以有效避免来访者将来的复发，这也是 CBT 的主要优势之一。一项由德鲁贝斯、西格勒和霍伦（DeRubeis, Siegle & Hollon, 2008）所做的综述提到：在长期疗效中，认知疗法和抗抑郁药一样有效，这个观点得到了神经科学证据的支持。在我的经验中，短期治疗在来访者中很受欢迎，尤其是如果来访者愿意的话可

---

1 目前在员工咨询和卫生服务中经常指定的一些会谈（Reeves, 2012）。

实施 CBT 技术的
基础知识

以要求延期。然而，随着 CBT 扩展到能够解决更加复杂的问题，针对这个问题的长期疗程版本也被开发了出来（见第 7 章）。

问题与目标导向

CBT 最初更侧重于短期治疗工作，并且这一点非常重要，因为其影响了 CBT 工作风格的其他方面。当 CBT 作为一个简要的干预手段时，治疗师使用一些教育性材料且利用好来访者有限的时间是很有帮助的。因此，专注是大有裨益的，专注于一点，但不限于这一点——就是去关注来访者所带来的问题和症状。明确的问题焦点自然而然地指向一个共同的目标。正如伊根（Egan, 2013）所指出的：目标是问题的另一面。

关注当下

当评估了来访者的问题，并将这些问题概念化之后往往会发现，很明显，虽然问题是当前的，但是却源于"历史"且可能是早期发展的映射。然而 CBT 经常倾向于从解决现在的、当下的问题开始，而对历史和发展的因素不那么重视。CBT 这一方面的发展主要是因为其理论和实践来源于关注清晰且独立的症状，比如单向抑郁发作（Beck et al., 1979）和惊恐发作（Clark, 1996）。然而，当 CBT 拓展到更广泛的领域时，在交谈时间长度和针对历史性、发展性事件工作的态度方面都会变得更加灵活（Wills & Sanders, 2013）。如果我们坚持 CBT 在本质上是一系列可以被灵活应用的规则与方法，那么我们也可以在疗程长短上采取更灵活的立场。CBT 的长期疗程版本多在辨证行为疗法（Linehan, 1993, 2004）和图式聚焦疗法（Young, Klosko & Weishaar, 2003）中被应用，这种新的灵活性意味着 CBT 干预可以通过各种不同的方式发展。这些方式可能侧重于在传统短期框架中针对当前症状的"标准"工作。如果疗法相对有效，但潜在的问题可能还是很明显，如果来访者还想解决这些问题，治疗工作可以重新聚焦在这些潜在的问题上，甚至有可能仍然在短期干预的范围内。但将这些问题全部修通也不是很有必要，因此治疗仍然可以保持在一个短期的框架内完成。或者，有一些标准[1]可以用来评判某些特定的来访者是否适合标准的 CBT（Young et al., 2003），如其不然，治疗师可能会使用长程的、图式聚焦模式，这样的话，疗程可能会上升至超过 40 次会谈甚至持续超过 1 年。卡明斯和萨亚马（Cummings & Sayama, 1995）的一项研究详细地表明：大部分未解决的案例中，有 10% 的来访者需要长程的治疗，以及有 5% 的来访者甚至需要在多年中反复治疗。麦金恩、杨和桑德森（Mcginn, Young & Sanderson, 1995）的一篇论文的标题很好地反映了 CBT 治疗中日益增长的情绪：了解何时及如何做长程治疗，且问心无愧。有趣的是，时下心理动力学的短程疗法的兴起也基于这

---

1 这些标准将在第 7 章中进行描述。

实施 CBT 技术的
基础知识

样一个事实：来访者不会咨询那么久（Levenson, 1995），且这个版本在治疗惊恐障碍方面的问题有着很好的疗效（Busch, Milrod, Singer & Aronson, 2012）。这种疗法的疗程长于一般的 CBT，并且当惊恐障碍与人际问题相关联时，此疗法尤其有用。

结构化与导向性

来访者可能正在经历生活中的一些混乱，结构化的治疗对他们来说可能很有帮助。结构化的步骤应该采取"低干涉"且匹配来访者的需求，见本章末尾"实践建议：滴定 CBT 结构"。大多数来访者会预判治疗的方向，但这种方向应该是"导向性"的而不是"指示性"的（见 Wills & Sanders, 2013, p.30）。

教育性关注

从短期治疗和问题解决策略情形中涌现的另一个因素是传统的 CB 治疗师会有意识地扮演一个教育性角色。举例来说，当治疗师给抑郁症来访者关于其情况"正常化"的一些信息时，这个角色可能是相对说教的。比如，一个来访者可能因为缺乏注意力和动机不足而过度地自我批评，让他们意识到这些特质是"抑郁症状在作祟"，并不是来访者的内在个人品质如此，可能会很有帮助。这种正常化同时也带来一种 CBT 典型的元信息：*这是我们可以学会掌握如何应对的东西*。关于这种教育性角色还有更微妙的方面，其中之一就是治疗师更接近"导师 - 教练"角色。在这种模式中，治疗师的角色是去帮助来访者学会学习。首先通过培养来访者的反思性好奇心：*我怎么了？* 逐渐地，当来访者学会思考自己的想法时，这种反思将会更加活跃，并且用一种更客观的、留心的方式去看待自己的行为，从而建立更加合理的反应方式。

一种基于实施策略的技巧方法

<u>归纳与苏格拉底引导式发现</u>　　　　CBT 咨询师使用这种方法的目的是鼓励来访者对他们所处的困境形成现实的看法。首先他们会帮助来访者去检验其生活中当前的负性观点。这可以被称为一种归纳过程，因为它是从观察开始的，然后检验这些观察结果对当前理论的影响。现实检验的目的是给来访者创造一种认知的不协调，从而促进思维方式的改变。使用苏格拉底式提问是 CBT 的核心（Wills, 2012），我将这个过程命名为"苏格拉底式对话引导发现"（GD/SD）。正念理论表明，GD/SD 的有效性来源于*从来访者拥有的关系到思维方式的改变*，而不是我们最初想的那样，改变思维的内容。这部分认知工作的描述详见第 4 章。

<u>家庭作业</u>　　　　在 CBT 疗法的实施中，完成家庭作业可以给来访者带来更多的益处（Kazantzis, Deane, Ronan & L'Abate, 2005），并且在其

实施 CBT 技术的
基础知识

他疗法中，家庭作业也越来越被看作一个共有因素 [1]（Kazantzis & Ronan, 2006）。利用两次会谈中间的时间去做这些活动也可以被看作一种补偿，尤其是当治疗时间有限时。总之，时间限制有利有弊。

各种各样的技术和方法

本书剩下的内容会介绍更多 CBT 的技术和技巧。这里重点介绍 CBT 的技巧使用和 CBT 原则之间的关系，这些原则影响了为什么以及如何以 CBT 的方式解决来访者的问题。

我们可以举例说明在先前提到的原理解释故事中 GD/SD 过程是如何工作的，然后我们可以讨论这些故事在构建来访者对治疗目的的理解中所扮演的角色。另外一个原理解释故事使用了众所周知的日常事件：你在街上和一个人打招呼，但被对方无视。很多人在被问及他们对此的想法时，他们的反应都是："他不喜欢我"（悲伤的外在评价）或者 "这个混蛋"（愤怒的外在评价），或者 "我一定是做错了什么"（内在评价）。如果我们对自己感到很自信，在遇到这样的情况时，我们可能会主动上前拦住那个人问他："你没看见我和你打招呼吗？"然后我们可能会得到解释。或

---

1 一个 "共有因素" 可以被定义为对治疗有帮助的事物，并被用于所有或大多数治疗模型。

者更有可能的是，我们回顾当时的场景，并问自己："我做了什么可能得罪他的事情吗？我想不出来，可能他确实没看到我"。我们首先会"回顾证据"——这是一项日常的认知活动。当我们被无视时，如果我们感到情绪低落，那么我们可能会更加沮丧从而表现得没那么自信。甚至自此之后，我们还是会发现很难通过"回顾证据"来从更加积极的方面去解释这个情况。有一点我们应该承认，那就是我们可能永远也不知道事情的真相到底如何，但我们确实会足够笃定，并且将自己的经验都置之脑后。

一个令人沮丧但孤立的事件通常不是心理健康问题的主要原因。一旦心理问题开始发展，这些事件就可能增加并造成伤害。一旦到达一个临界点，症状就开始发作，"恶性循环"开始启动，导致症状进一步恶化。

想要利用治疗性干预来打破这些循环，可以从改变行为入手。比如在抑郁症的治疗中，抑郁症对注意力的影响可能会导致任何高级的认知任务变得困难，至少在一段时间内会如此。正如我们将在第5章看到的，激活——增加行为活动水平和鼓励更多积极的行为——可以使情绪稳定地改善，并且能促进认知工作和认知转换。有时，仅仅是行为改变也可以引起思维的转变。比如，我可能持有这样一个负性且抑郁的信念："我在工作中无法表达自己"，但是当我找到一种方式来表达自己，并且亲眼看到自己完成时，面对前后矛盾的认知信息，我的信念系统就会转变，从而去接受这个新信息。

实施 CBT 技术的
基础知识

认知改变发生在不同的水平。负性自动化思维是一系列可以通过各种技术，比如"回顾证据"和思维记录来改善日常事件的加工（见第4章）。这些技术本质上可以帮助大脑如常地处理信息。有时把证据写在来访者的笔记本或者白板上可以帮助来访者对自己的思维过程有更深层次的觉察。在会谈中完成这项任务后，也可以鼓励来访者将这个任务作为家庭作业持续下去。

让来访者自己记录有助于他们对改变的负责和掌控。对一个有说服力的治疗师来说，反驳来访者的自动化思维可能非常容易。但是如果来访者的转变是因为治疗师的劝说，那么这种转变可能会非常短暂，而且也无法让来访者成为他自己的治疗师。让来访者学会自助就是CBT治疗师报告的来访者依赖问题比其他取向的治疗师所报告的更少的原因。经过持续改进，现阶段CBT强调，传统的认知重建可能会被过度使用，有时最好是鼓励来访者去留意自己的负性想法，从而去"解离"这些自动化思维。

与改变自动化思维一样，CBT从业者可能会以假设的形式改变更深层次的认知、生活方式、核心信念以及图式。针对这些问题干预方法要更加复杂且更加漫长，并且要应用到更多人际的、情绪的、以正念为基础的和以关系为基础的要素（见第3、6、7章）。我们可以看到CBT使用很多技术去改变思维、情绪和行为。本书将通过讨论如何将这些技术集成在一个整体的模型中，以及如何建立一套持续的技术发展流程。

结论

CBT 是一项技术导向的治疗方法，其结合了一般咨询技术和 CBT 特性技术[1]。CBT 特性技术设置在一系列原则中，这些原则调节指导如何理解来访者的问题，以及如何帮助来访者在协同实施计划的过程中共同实施干预以改善这些问题。这些原则具有适应性，但却是 CBT 之舰行驶在航线上必不可少的导航，可以避免 CBT 驶向陈词滥调的浅滩，或者卷入毫无章法的治疗风暴。

后续建议　　回头再看一下图 1.1 的原则，哪些你比较认可？哪些接受起来比较困难？如果你必须"签约"或者"宣誓"去执行这些原则并且可以修改一两条，你想修改哪些呢？

实践建议：滴定 CBT 结构

学会用一种让每个来访者都感到舒适的方式去使用治疗结构是 CBT 艺术的核心技术之一。我们开始可能会假设治疗会相当结构化且同时对来访者各方面的需求保持极致的敏感性（Beck et al., 1979: 65）。贝克等（Beck et al., 1979）提到，在治疗中要去"滴定"CBT 结构化的程度。比如说，结构化通常对抑郁症来访者很

1　第 8 章给出了关于一般技术和特性技术组合的进一步参考。

有帮助，因为治疗可以帮助他们专注并且记起。很多接受其他取向治疗的来访者会抱怨他们遭受了长时间的沉默，在那期间他们感觉更糟糕。有趣的是，他们经常会将这种沉默解释为治疗师对他们的问题漠不关心。我非常确信大部分情况下这样的断言是错误的，然而这确实会提醒我们基本的认知原则：人们会依照他们当前的想法和感受来理解他们身上所发生的事情。正如之前的小建议所说，言语在治疗中也是非常重要的。很多用其他模式的治疗师认为，治疗师不应该太有指示性，但如果治疗缺乏导向性，或者治疗师不能直接地去交流，治疗又该如何进行？所有的言语和措辞都是相互关联的。治疗师应该明白来访者的语言和含义：他们可能经常会发现，来访者的反馈与治疗书籍中所描写的大相径庭。

推荐阅读

Rachman，S.（1997）The evolution of cognitive behaviour therapy. In D.M. Clark & C.G. Fairburn（Eds.），*Science and practice of cognitive behaviour therapy*（pp.3-26）. Oxford: Oxford Medical Publications.

Wills，F.，with Sanders，D.（2013）*Cognitive behaviour therapy: foundations for practice*. London: Sage.（Especially Chapter 1）

评估、
个案概念化
及开展 CBT 的
技术

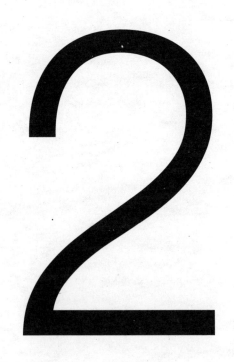

> 在展现我们人物的心理时，细致入微必不可少，上帝保
> 佑我们，不是模糊地一概而论。
>
> ——安东·契诃夫的信，1886

正如人们都会去做的那样，来访者和咨询师从接触的第一刻起就开始相互了解。我可以信任这个人吗？我能帮助他吗？在某种意义上，治疗性评估仅仅是这些自然评价过程的形式化，但这非常重要，因为治疗性评估会引导我们制订最初的认知概念化，之后会演变为我们帮助来访者的路线图。

本章将首先描述如何利用初步评估去获取最大的信息资源，其次将介绍 CBT 如何适应不同类型的来访者。之后会关注评估的首要特征，主要是对来访者当前功能细节收集的技术。此外，本章还会描述针对来访者问题的个案概念化技术，尤其是关注来访者的个人发展史。最后本章将介绍会谈结构化的方法和帮助来访者实施他们的治疗计划，从而共同促进在评估和概念化过程中找到问题症结的改善措施。

与来访者的初诊会谈

与来访者的初诊会谈会受到工作环境的影响。如果是在一个大的咨询机构，那么初诊会谈可能就是来访者与要帮助他们的咨询师的会谈。在私人诊所中，治疗师可能通过电话或者邮件的形式提供初步问询并且安排会谈时间。这些重要时刻可能会为双方进一步接触设置一个基调。有时候，似乎从现代服务提供者那里获得优质时间变得越来越难。邮件可以让来访者用一种"低风险"的方式来联系咨询师，但是互联网的设计也有缺陷：比如，网站有时候会让服务提供者与使用者产生隔离感，并且访问方式也只是对网站设计者来说最方便，对来访者来说，可能往往用户体验不佳。想要来咨询的人通常都很紧张、没有安全感，而且他们通常十分看重那些友好、让人放松和开放的回复。专业帮助者还应该注意到人们所提的问题及提问的方式：通过这些，我们可以了解到来访者是如何看待这个世界的。有时对来访者的理解恰恰来源于建立联系的困难之中。当一位来访者给一位志愿者咨询师留言希望得到咨询师的回电，但之后他似乎总是在工作，甚至一直到深夜。我们可以很明显地感觉出，并且事实也是如此：来访者因面临裁员而正在经历巨大的工作压力，所以他只能延长工作时间，希望得到老板的赏识，却因此迫使自己走向与压力相关的疾病的边缘。事实证明，最初的电话联系对一些无助的来访者来说也可能是希望的开始，有时会被引申为"再教化"。来访者通常会单刀直入地问："你认为你能帮助我解决问题吗？"他们可能也在评估，这种帮助是否值得付出努力和资源。他们当然有权利去问：疗程可能会持续多久？大概需要花多少时间和金钱？即使在这个阶段，咨询师同样有责任让来访者确信 CBT 是一项合理的投资。讨论 CBT 如何针对不同来访者的工作，可能也包括避免来访者"花冤枉钱"。咨询师可以在讨论之后发给来访者一些资料单和宣传手册供其参考。有时，将来访者转介给其他机构或咨询师可能是更好的选择。

CBT 对不同来访者的适宜性

在本书的初版中，我遵循正统的方法去询问哪一种来访者适合 CBT。总体来说，我得出这样的结论：在所谓的"纳入"和"排除"来访者时，使用大多数现有标准的好处有限，因为在帮助开始之前很难知道一个人面对帮助时可能会做何反应。只有在治疗中才能知道来访者的真实感受。许多治疗书籍中"纳入"或"排除"的标准可能用在大学或者在研究环境中，其描述的方法在研究实验中才能被经常地、正确地使用，因此，可能不太适合用于日常的实践。"纳入"和"排除"的概念似乎也会使 CBT 被假设成一种恒定的程式，且在不同的从业者之间不会有太大的变化。我更倾向于认知行为治疗是一组概念和方法，可以适应不同的场景及对象。

当我看到那些在治疗中表现良好的来访者时，我有时会想，咨询师在治疗中也必须有一个良好的状态才能做好自己的本职工作。例如，咨询师应知道最适合 CBT 的来访者很好地了解他们自己的想法是非常有用的。首先，这样可能会提升任一类型治疗的预期。其次，如果我们判断来访者不能很好地探索自己的想法，那么我们该怎么办？建议他们尝试别的取向的心理治疗或者采用正念冥想？或者真的没有办法帮助来访者识别他们的负性自动化思维吗？的确，自我探索的能力可能不是一种非此即彼的能力，而更像是一种从好到差排列的连续体。目前还没有任何一项研究证实这个结论。也许我们能从这些考虑中得到的最多的结论是，我们应该了解，CBT 什么时候可能会成为一项长期的"风险投资"，因为来访者的不同所以疗程也会有所变化。有趣的是，开发限时动力学疗法的作者也得出了类似的结论（Levenson, 1995）。

辩证地使用诊断指南

我们需要承认，精神病学影响了 CBT 的语言和概念性思维的使用。可能因为多数 CBT 的开发性工作是在精神科内完成的。CB 治疗师确实倾向于根据实际情况辩证地使用一些诊断指南，比如由美国精神医学学会编著的《精神障碍诊断与统计手册》（*Diagnostic and Statistical Manual, DSM*）。他们对惊恐发作治疗方法和其他惊恐障碍比如广场恐惧症的治疗方法有着略微不同的处理方式。一些 CBT 从业者同时也是诊断医师，但大部分可能不是（Hackmann, 1998）。一些治疗师对给来访者"贴标签"持保留态度，这是可以理解的，当然我们不应该搞错诊断的大方向。但我们确实应该对来访者的症状模式有一个透彻的了解。我遇到很多来访者有很明显的问题，但是，他们之前的帮助者却完全忽略了。使用 *DSM* 不是一门高深的科学，在不给来访者"贴标签"的情况下，辩证地使用这些标准作为指南来整理分类来访者可能正在经历的各种症状。在任何案例中，标准的使用都不像有时说明得那样确定；来访者通常看起来符合好几种不同类别的症状诊断标准，[1] 因此，很难知道应该把哪个症状作为治疗的出发点。最棘手的是那些与有争议的术语人格障碍（personality disorder, PD）相关的标签。这一特定领域一直因误解而混乱——尤其是"障碍"这一词语，以及 PD 被人们普遍但错误地认为它与反社会和犯罪行为有联系所引发的误解（Wills & Sanders, 2013）。这使一些治疗师错过了理解它们有帮助的一个方面：例如，这些标签是如何帮助我们看到某些非常令人费解的症状因素，且它们是怎样与边缘型人格相关联的。"人格"一词主要引申为这样一个事实，即负性功能的模式是如此泛化和持久，以至于影响到来访者的整体特征——事实上，PD 有时被称为"*性格障碍*"。来访者所具有这种心理特性，可以被追溯到童年时期的经历，这是心理帮助领域中一个众所周知的概念。*DSM* 标准可

1　这种问题的专业术语是"共病"。

以指导我们理解更复杂的来访者——尽管我们可以根据自己的判断进行辩证甄别。

评估来访者对 CBT 的反应

思考不同的来访者对 CBT 的反应有助于我们预测某些可避免的问题。我们可以反问自己，然后检验，来访者是否能够：

◎ 承担改变自己的责任

◎ 接受会谈外的任务（家庭作业）

◎ 接受一种结构化的方法

◎ 适应 CBT 的治疗关系

改变自己的责任：海斯、斯特罗索尔和威尔逊（Hayes, Strohsal & Wilson, 2004）认为 CBT 从业者倾向于对来访者的动机采取过于理性的方法：有时天真地相信，因为来访者现在感觉不好，所以，他们理所当然地会做些什么来改善自己的情绪。这忽略了治疗中的一个传统，即至少有些患者可能需要经历一些曲折才能做到这一点。正如海斯等研究者（Hayes et al., 2004）指出的，来访者开始接受治疗的动机往往是比较复杂的。心理动力学治疗师可能想到弗洛伊德（Freud）对于负性模式的"强迫性重复"观点。动机性访谈的观点认为，来访者改变的动机和投入会随着时间的推移而呈现一种起伏状态。将共情、探索与苏格拉底式提问仔细地结合已被证明是提升来访者动机与责任感的最有效方法（Miller & Rollnick, 2002）。提出"自我陈述"的问题在这里可能

会有帮助：尤其是当来访者通过不断地指责他人将自己的感受外化时。来访者可能会专注于人们对他做了什么。当出现这种情况时，问一个"你"的问题会很有帮助，比如"当他／她这样做的时候，你会怎么做？"这样可以鼓励来访者作出"自我陈述"——"我非常生气，直接摔门而出。"因此，如果之前的反应效果不是很好的话，可以将焦点重新带回来访者，从而赋予来访者一种更加积极的回应方式。"看起来摔门而出并没有让你得到你想要的——被人倾听，我们想办法来让你能够被人倾听，是不是会更有帮助呢？"

家庭作业和结构化的方法：也可以通过向来访者提供建议来评估来访者接受 CBT 的方式：如果他们可以合理地定期完成家庭作业，CBT 的效果将会更好。当我撰写此书时，我欣喜地发现了 20 年前我的一位来访者留下来的一本笔记。时至今日，我仍然会存留一小部分笔记本给来访者作他们的治疗笔记，用来在会谈中做笔记和做家庭作业。这种"给予"的姿态很有好处，我注意到这样做可以使来访者更加愿意去完成会谈后的任务。同时，治疗师也需要觉察到，来访者完成家庭作业的能力可能受到疾病、贫穷或任何其他压力等负面因素所造成的生活压力所产生的不利影响。然而，完成家庭作业越困难，作业所带来的治疗效果就越显著。来访者参与 CBT 所需的准备程度也可以通过观察来访者对呈现 CBT 概念性原理故事时的反应以及对其结构的初始反应来确定。一些来访者对结构化很抗拒，因为他们认为结构化的治疗具

有某种"控制"的含义，治疗师应该向来访者展现自己可以随时根据情况改变治疗结构和治疗关系的能力。治疗师应该灵活地响应这些不同的来访者的需求，目的是使 CBT 尽可能地适合每个来访者。这些问题也与治疗关系的性质有关，我们将在下一章中详细讨论。

将 CBT 与不同来访者适配

图 2.1 包含了几个咨询师可以在 3~4 次会谈之后自问的几个问题，以评估 CBT 对来访者的适配程度。如果有些答案是否定的，我们需要思考如何修改治疗方式以解决问题。

> 1. 来访者现在看起来是否更有希望？
> 2. 我们之间有没有合作？
> 3. 是否有一个明确且现实的目标？
> 4. 来访者和治疗师之间的工作和责任的平衡是什么？

图 2.1　用于评估 3~4 次会谈之后效果的问题

小建议　想想最近的一个来访者，并将图 2.1 中的问题应用到你和他或她迄今为止的工作中。你的答案是否指向治疗中的任何技术或关系问题？如果是这样，如何修正工作和 / 或关系以试图改善它们？如果你还在等待开始与来访者打交道，你可以考虑一下，如果你是来访者，你可能会对目前所看到的内容做出什么反应。

获取细节：当前功能的评估

获取细节——我们开头引文所强调的"微小事件的复杂性"——
了解关于来访者的当前功能是非常重要的，因为我们需要知道哪
些功能可能被证明对治疗工作最有成效。详细的信息也很重要，
因为最初的改善可能很轻微，很容易被忽略。在某种程度上，这
部分评估包含采用正确的信息收集方式，并直接利用信息。图
2.2 中显示的格式是由戴安娜·桑德斯和我设计的，源自各种版
本，并经过多年的试用和检验。

这样的清单可能看起来令人望而生畏，并且可能会给 CBT 从业
者制造一种不好的形象：咨询师完全不顾及浪费来访者时间，也
不管他们所忍受的痛苦，只是喋喋不休地勾选写字板上的方框！
我们都知道评估就是这样进行的。一位来访者把这段经历描述为
"死亡写字板"。这似乎与我所说的"人际关系敏感"疗法相距甚
远。如果我们在人际关系敏感模式和写字板模式之间画一条线
段，我们可以在评估阶段从一个接近中心点的位置开始，之后随
着实际治疗阶段的推进，我们可以转向人际关系模式。通过要求
来访者写自我介绍，我们可以设置良好的人际关系和协作基调。
这不仅有趣，还可以节约会谈时间。治疗师也可以保留如图 2.2
所示的清单，以便之后有选择地进行参考。现在，一些咨询师在
使用特定的形式和表格时面临压力——这些形式和表格虽然有时
对临床管理有意义，但可能使来访者或咨询师把时间耗费在他们

不怎么感兴趣的事情上。有时我们都必须"遵章守制"，但如果咨询师认为这种严厉的评估方式会影响与来访者之间的人际敏感性，那么，他们应该为自己和来访者负责，至少在初诊集体评估会议上据理力争。

---

1. 当前问题：
来访者问题是什么？举一个最近的、详细的例子，收集以下信息：
问题的诱因（外部或内部）
思想 / 感觉 / 身体因素 / 行为
环境 - 家庭 / 社会 / 工作

2. 是什么让问题继续发展？
什么让问题好转？什么让问题更加严重？
安全行为和无益的应对策略：回避 / 检查症状或危险
寻求他人的安慰 / 仪式 / 压抑性的想法或感受
对问题忧心忡忡 / 绝望且缺乏改变的信念
其他人的消极行为 / 缺乏社会支持或过多的支持和依赖
持续的负性生活事件和压力

3. 问题是如何形成的？
问题的历史：最初发生了什么 / 当时这个人的生活中发生了什么？
终身还是偶发？/ 主要生活事件和压力 / 个人或家庭生活中的关键主题
关于潜在的假设或规则的想法

4. 个人发展史
早期生活史 / 家庭和人际关系 / 家庭氛围
重大生活事件 / 药物或精神病史
职业与教育背景
既往治疗经验

5. 一般健康问题
药物 / 处方药或非处方药 / 酒精，吸烟
药物依赖史

6. 治疗期望与治疗目标
对治疗的希望及担心
问题清单 / 确认治疗主要目标

图 2.2 评估信息，以适应来访者的需求（改编自 Wills & Sanders，2013）

"写字板模式"的另一个争议点是：我们会从一开始就马上进行评估与个案概念化。我们越有经验，最初的印象就越精确，在治疗上就越有用。我们很早就对来访者的问题形成假设，并不断地改进——事实上，通常只有当我们试图改变问题时，我们才真正理解了问题所在（Binder，2004）。治疗师可以通过将评估项目列表（图2.2）作为评估后需要咨询的检查清单，以避免陷入"写字板模式"——注意哪些问题已经涵盖，以及哪些问题还需要注意。我们需要接受这样一个事实，即：最初的预感可能被证明是错误的或不完整的——因此，所有的评估都应该是临时性的。这一点在 CBT 模型中尤其明显，CBT 模型的理论思想要求我们在获得新信息时不断优化治疗方案：有时我们坚持"勾选方框"的原因之一就是我们不相信自己能记住所有要涵盖的内容。然而，在咨询的任何阶段，评估都承担了一项重要的责任，那就是提醒我们：什么是我们还未了解到的，以及推演什么是我们已经掌握的。这样才会在随后的会谈中减少纰漏。

<u>小建议</u>　　　　想想你目前遇到的困难，完全不用演练，就谈
　　　　　　　　5~10 分钟。如果你和另一个人一起工作，让她/他记下你所说的内容。或者你可以用录音笔，然后做个简要的记录。你浏览这些笔记时试着将它们分到图2.2所示的各种类别中。检查图 2.2 中的小标题下哪个有内容，哪个没有。然后你可以重复几轮这样的练习。你可能会发现你会自动转向以前被忽略的区

域。如果能做到这一点，随着非结构化对话与结构化格式的交互作用，治疗会走向一种发展和迭代（重复且深入）的过程中。

一般来说，最好从最容易回忆的内容开始评估。这有助于"预热"来访者的记忆。我们强调"恶性循环"概念在CBT中的普遍性，并且可以通过"从今天开始回顾"帮助来访者进行反思：筛选最近的经历，并且找到触发来访者负性功能的场合。在这里，一位年轻的、压力重重的来访者，正在向服务机构的志愿咨询师提出自己关于情绪低落的担忧，但表示工作中的事情"还不错"：

P1：好的，那么到目前为止，你今天过得怎么样？

C1：哦，今天——还不错，但是我现在正在休假，所以感觉更放松了。实际上我今天早上还在商店里闲逛。

P2：好的，所以虽然你的问题不是直接与工作有关，但当你在工作时，你更容易情绪低落。

C2：是的，我其实很喜欢我的工作，但是工作压力很大，比其他让我担心的事情带给我的压力还要大。

P3：这周末感觉怎么样？

C3：有趣的是——反而很不错！我想是因为我知道这周我要休假。

P4：有趣？

C4：是的，因为周末通常是最糟糕的时候，我独自一人。我不知道该做些什么，我害怕一人待着。

P5：那么，在此之前的周末过得怎么样？

C5：很糟糕，上周六早上我收到露易丝（Louise）发来的垃圾邮件，下午我又没入选五人制室内足球队，到了晚上我精疲力竭，而且还睡不好。

P6：这些问题听起来像是一个可以放在我们的显微镜下仔细观察的好例子，让我们先来回顾一下你对露易丝的想法和感受，然后是关于室内足球队的。（C：好的）这样的事情在生活中经常发生，所以应该学会如何更好地处理它们。

P2 将来访者当前的情绪和他的问题联系起来，之后咨询师在 P3、P4 和 P5 使用了"从今天开始回顾"技术，收集了一些关于来访者的新材料，P6 将收集的材料编入议程项目中。

使当前示例真正起效

当试图追踪来访者麻烦的诱发因素时，使用"连锁反应"作为类比是恰到好处的。这是因为连锁反应是由一个反应引起的，它会引发更多的连锁反应，而这些连锁反应又会串联产生更多的反应。我们的大脑似乎经常以这种方式工作，因为它们是如此快速和复杂，所以很难掌握这些反应。这可能会让我们觉得自己对事情失去了控制，给我们的反应增加了更多消极影响。所以咨询师要做的第一件事就是帮助来访者以慢镜头的方式来回顾自己的反应。放慢速度并反思所发生的事情有助于来访者更加了解他们的反应。然而，如果没有以一种情感投入的方式来讨论这些恶性循环，那么就有可能处理失败。如果 CBT 不介入来访者的情绪，那么认知工作的结果可能只是"逻辑切割"，并不会引起来访者的改变。情绪和认知的改变都是必要的，但是它们本身只会部分地促进对问题材料的治疗处理，例如"恐惧网络"（Rothbaum & Mellman, 2001）。使用以现在时态和个性化语言为基础的交流来"描述负性反应的诱发事件，就好像它正在发生一样"，可以增进治疗工作中的情感投入，正如下列对话所示：

> P1：那么让我们回顾一下露易丝给你发邮件时发生了什么。我想让你试着用现在时态来描述这件事情，比如，"我正坐在客厅，忽然我注意到一封电子邮件来了。"你能这样做吗？
>
> C1：好，但是这有用吗？
>
> P2：看起来也许有用，让我们来试一试好吗？所以当时是几点钟？
>
> C2：当时已经很晚了，你知道，露易丝在美国，所以收到她邮件的时候我正要睡觉，我告诉她改天再说……
>
> P3：试着用现在时态来描述正在发生的事情。当时你感觉怎么样？
>
> C3：哦，对了……燥热，你知道的，忐忑。哦，我感觉心烦意乱，你知道，我们之间的事情很令我担忧。有时我觉得她是故意离开我的。现在电子邮件来了。

P4：当时你在想什么？

C4：就是这样了。她发邮件来说分手了。

P5：那这意味着什么呢？

C5：我失去她了。我再也找不到像她一样的人了。

P6：现在你读这封邮件，它到底说了什么？

C6：这倒不是我所担心的，但它有些模棱两可……

　　咨询师以P2中的一个"现在时态"问题和P3中的一个指导性指令来支持P1中列出的方法的基本原理。这项技术的认知基础通过P4和P5所提的问题来引入。来访者在C4和C5中的反应让他"感觉到"这个事件在当时和现在的意义。

　　来访者经常报告说，当故事以这种方式讲述时，他们会感受到当时的一些真实情感。这通常会给故事带来更大的"感觉意义"，从而让我们更接近真实情境中触发的认知—情感—行为的整体体验。然而，这种感觉不应该过于强烈以至于超过来访者处理事件的能力。这与治疗创伤后应激障碍（PTSD）情绪的指导方法相似，并建议来访者可以通过培养调节情绪的能力而受益。首先，当来访者处于这种状态时，提醒来访者他们可以控制整个事件的过程并且可以随时退出，这对来访者是很有帮助的。他们可以通过咨询师的帮助来学习如何调节自己的情绪 —— 在第6章中会描述一项"情绪调节"技术 —— 通过咨询师邀请来访者在探索创伤性情绪之前排练一个叫作"安全之地"的程序。来访者被要求去细致地想象一个"安全之地"，然后鼓励他们去想象，如果他们在处理创伤情绪练习中开始感到不知所措时，他们就待在那个安全的地方。另一种将情感强化到最佳水平以理解意义的方法是聚焦干预（Cornell, 2013），在第 6 章中会详细描述。

关于感觉强度的讨论提醒我们，强度（情绪反应有多*强烈*？）是建立治疗师想要改善的症状"基线"的一部分。同时还包括症状发作的频率（多久一次）和持续时间（多长时间？）—— 因为所有这些症状特征都需要评估，这样才能测量出来访者究竟是在好转还是在恶化。CB 治疗师通常会使用经过验证的症状测量手段，如贝克焦虑和抑郁量表（BAI & BDI）等，以便更全面地了解来访者的困扰所在（量表见附录）。不同的 CB 治疗师使用这些量表的方式略有不同，但总体来说还是倾向于每周定期使用，这样可以监控和绘制得分图表：从视觉上看到自己症状的减轻可以提高来访者的士气。我经常对来访者说，即使是微小的变化，并且时好时坏，也依然会让人对治疗的前景充满信心。

关于量表的注意事项

关于量表我们需要注意：有时人们描述自己的方式是有偏差的。例如，一些来访者想要通过看似治愈的方式来"奖励"治疗师，因此，他们有可能欺骗自己，谎报自己的症状。基于这样或那样的原因，得分不应该完全按照表面的分值来计算，而应该始终与来访者讨论（Wills & Sanders, 2013）。讨论可以以这样的话开始："好吧，这就是分数的含义，你认为怎么样？"

个案概念化：加入来访者的个人发展史

随着信息的积累，需要以有效的方式对其进行排序。治疗师通过将来访者各个方面的信息联系起来，并赋予其框架和意义，从而制订一个方案。然而，当这种联系和框架包含了对内在模式的心理解释的基本方案时，它是最有效的。有时，在强调抑郁症来访者的思考和感受的心理方法和强调来访者个体的思考和感受的心理方法之间存在一种矛盾。在 CBT 的制订中，我们试图通过发展一种基于一般原则的个性化解释来将这两种倾向联系起来：总体风格偏向"成衣"，但"西装"是根据个人轮廓量身定制的。

本质上来说，当咨询师在构建来访者的个案概念化时，他们会将来访者问题的起源、发展和维持的描述和解释汇总起来。咨询师会详细回答来访者的问题：为什么是我？为什么是现在？为什么问题没有就此消失？我该如何变好？ 构成个案概念化的要素的组织图如图 2.3 所示。

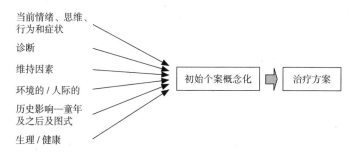

图 2.3　CBT 个案概念化：部分与整体（改编自 Wright et al., 2006）

个案概念化可以在诸多方面帮助咨询师：理解来访者，进行临床决策，并且可以理解为什么一些来访者会让我们生气（Kuyken,Padesky & Dudley, 2009; Persons, 2008），同时还可以帮助咨询师更好地共情来访者，并且让来访者也能更好地共情自己。对咨询师有帮助的部分对来访者也同样有帮助，让他们更好地理解自己、治疗及解决他们的问题。

在接下来要讨论的两个案例中，两位来访者的评估中有某些相似的地方，也有一些不同之处，因此，为他们制订的个性化方案也是不同的。两个案例共同展示了一般因素和个体因素是如何相互作用的，以及在来访者的资料中加入他们的个人历史因素是如何对他们的故事个性化起到帮助作用的。丹（Dan）是一位有着严重社交焦虑的年轻人。一项信息量丰富的研究对社交焦虑患者在社交焦虑时的思维、感觉和行为进行了详细的描述（Butler,2009）。该研究描述了社交焦虑的一个普遍的认知主题，即对他人负面评价的自觉恐惧。丹在这方面备受煎熬，尤其害怕权威人士对他的负面评价。丹对权威的形象是如此敬畏，以至于在老板向他下达工作指令时，他不得不让同事在他身边，由同事来告诉他这些令他害怕得听不清楚的工作内容。

在与丹面谈之后不久，我又遇到了另外一位社交焦虑的来访者大卫（David）。他在得到一份新工作之后也患有严重的社交障碍，因此我冒昧地问他是否对他的老板也有同样的感觉。"哦，并没有，"他回答，"对于我的老板，我明确地知道该怎么说、怎么做。就是在与同龄人的非正式社交场合中，我感到焦虑。我完全不知道该说些什么好。下周就是圣诞晚会了，我害怕极了，我觉得我那天得请病假。"这或许表明，一般理论只能带我们触及来访者问题的表面，为了制订出与来访者相匹配的个案概念化，我们必须挖掘出来访者的想法和感受的个人细节。从个人发展的角度来看，丹的父母非常不认同他，且经常唠叨，这助长了他形成这样的信念，比如"我是个没用的人，所以地位高的人没有时间陪我"。大卫的父母相对平和，对大卫采取一种放任自由的态度，基本不给或者很少给他什么帮助或者人生建议。这种不干涉的教育方式可能影响了大卫的一些核心信念，比如"我觉得我很不错，但是其他人似乎没有注意到这一点"，或者"没有人能够帮助我，所以，什么事情都得由我自己解决"。CB 治疗师不像动力学治疗师那样使用相似又细致的方法去追溯来访者的历史，他们对来访者近年来的经历更感兴趣。对我来说有趣的是，时限性动力学心理治疗模型（time-limited dynamic psychotherapy model, TLDP）也得出相同的结论：列文森（Levenson ,1995, p.37）评论，在 TLDP 中，"弄清楚来访者童年的每个阶段发生了什么并不重要"，并且描述了她的模型是如何尝试一次只聚焦于一个主题的。正如我在别处提到的，动力学治疗师和 CB 治疗师可以在这种工作方式上有更多且富有成效的合作。

一种有效且可以避免卷入过多探索来访者个人历史的方式是让来访者给出一些他们认为能捕捉到他们童年经历的踪迹的事例和故

评估、个案概念化及
开展 CBT 的技术

事。例如，丹告诉我，他父亲有一个"学校报告日"仪式，他父亲总是假设他在学校表现不好，所以，在读报告之前就准备好了一只拖鞋要体罚他。丹认为他自己就是一个"坏人"。大卫告诉我，有好几次他在学校里面临艰难的选择，他去向父母求助，然而用他的话来描述，得到的建议只是"用陈词滥调来搪塞他"。在第7章中，我们将进一步讨论这些方法以及其他激发核心信念的方法。

之后，丹展现了他焦虑症中强迫性的一面，他一再地在会谈中迟到，并最终脱落。我试图弄明白，到底是接受他这样"用退出来表达他的不满"，还是认为他另有原因，因此应该继续追踪，给他写封信。我仔细看了他的个案，发现他的核心信念是"没有人有时间陪我"。积极地给他写信可能会推翻这种信念，因为写信证明了我对他并不是漠不关心。让他就这么离开可能意味着我根本不在乎他是否会来治疗。如果他的核心信念是"人们不相信我自己做决定"，我可能会做出其他选择。他回复了我的信，并返回完成了治疗。最后他告诉我，他的迟到恰恰是由早到造成的。因为这些会谈是在我家里进行的，所以当他强迫症般地早早到来时，他并不能进来，然后他就去逛商店，结果忘记了时间，最终他来得越来越晚，以至于再也不敢露面。这是一个非常特殊的行为模式，我不认为很多治疗师会仅凭之前发生的事情就能推测丹的信念。

如果我们把丹和大卫的案例放在一起比较，我们可以发现他们对问题情境的应对方式有着很多惊人的相似之处，但由他们的个人历史所塑造的潜在信念又有着显著的不同，当然还有来自不明原因的高度个别反应。

最全面的个案概念化具有历史维度，常见的简短格式如图 2.4 所示。接下来是丹的个案，如图 2.5 所示。然而，个案概念化有各种各样的形式，包括简略版和不那么图表化的格式（Wills & Sanders, 2013）。简略版可能更加有用，因为最需要厘清的事情就是其中的关键的心理机制。因此，咨询师可以使用各种他们认为最好的或者对来访者最有效的形式来进行个案概念化（见本书配套网站）。

通论给咨询师提供了一个很好的起点，可以让他们在制订个案概念化时梳理出关键的认知内容。正如我们将在第 4 章中更详细地看到的，关于忧虑和闯入性思维等问题的最新研究及思维过程，尤其是我们如何关注环境中的事件，作为最相关的焦点，而不是思维内容（Harvey, Watkins, Mansell & Shafran, 2004; Wells, 2009）。社会文化因素在以前的理论中可能被忽略了，新的理论正在设想如何将这一点囊括其中（Hays & Iwamasa, 2006; Levinson, 2010）。这在个案概念化的模型建立中存在一种矛盾：一方面，将所有因素包含其中可能会使模型变得臃肿；另一方面，贝克劝我们要将个案概念化和干预方法不断地"简化，简化，再简化"（Beck & Emery & Greenberg, 1985）。

*CBT 咨询师有与来访者分享并且共同制订个案概念化的传统。*他们也热衷于审查和质疑制订过程中所隐含的假设。近年来，关

评估、个案概念化及
开展 CBT 的技术

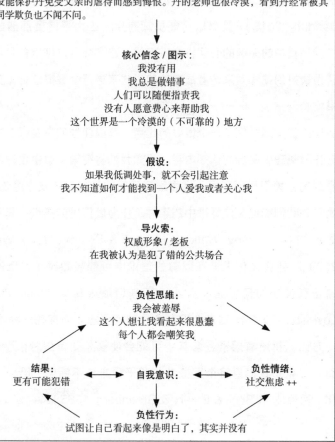

早年经历：

丹来自一个贫困家庭，他们居住在偏僻的乡村地区。他的父亲是一个"奇怪又暴戾的人"。他体罚丹，又对此痛哭流涕。丹的父亲觉得自己一事无成，所以认为丹应该"有所作为"。丹经常觉得自己让父亲失望。丹的母亲有抑郁症，她似乎对没能保护丹免受父亲的虐待而感到悔恨。丹的老师也很冷漠，看到丹经常被其他同学欺负也不闻不问。

核心信念 / 图示：

我没有用
我总是做错事
人们可以随便指责我
没有人愿意费心来帮助我
这个世界是一个冷漠的（不可靠的）地方

假设：

如果我低调处事，就不会引起注意
我不知道如何才能找到一个人爱我或者关心我

导火索：

权威形象 / 老板
在我被认为是犯了错的公共场合

负性思维：

我会被羞辱
这个人想让我看起来很愚蠢
每个人都会嘲笑我

结果：   **自我意识：**   **负性情绪：**
更有可能犯错   社交焦虑 ++

负性行为：

试图让自己看起来像是明白了，其实并没有

图 2.4　纵向概念化图解：丹

> 　　丹的父亲逼迫他取得成就，并且有时过度反应，尤其是当丹做得不够好时。丹的母亲受控于他的父亲，而且患有抑郁症，也不能给丹提供很多帮助或支持。这些经历导致丹极度缺乏自信。现在，在公众场合，当丹被要求"表现"时，这一点就显现出来了。他感到焦虑不安，并且觉得人们会批评或贬低他，这使他无法发挥最佳状态。这些年来，这种感觉似乎越来越强烈，所以，现在他常常在开始之前就想要放弃。

图 2.5　个案概念化简述：丹

于个案概念化的有效性和可靠性一直存在着一些大有裨益的争论（Kuyken, Padesky & Dudley, 2009）。关于这个问题的争论仍在继续，但很明显，治疗师应该对自己的治疗方案持有一定程度的怀疑。最好的办法就是，时刻记住即使是最好的方案也是临时的，只要可能，它们都应该被检验或至少是可以被检验的。图 2.6 展示了一些问题，以确定个案概念化的可检验领域和检验方法。

> 1. 来访者在多大程度上同意这种方案？
> 2. 这种方案比另一种对立的解释更有说服力吗？
> 3. 在这种情况下有哪些重大问题还没有被解释？
> 4. 该方案是否与其他可用的信息相符：量表、临床报告等？

图 2.6　检验个案概念化的问题（改编自 Kuyken, 2006）

小建议　　　　小组讨论练习：在本章我们讨论了两位来访者：丹和大卫，在他们的个案概念化中有相似点和不同点，使用图 2.4 中的图解，列出丹和大卫的个案，并说明他们的相似和不同，然后阅读图 2.5 中给出的丹的简短书面报告，并

评估、个案概念化及
开展 CBT 的技术

为大卫写一份类似的报告。

其他的个案概念化方式可以在这本书的配套网站上找到。有了这些和上面的练习，你认为哪种形式的个案概念化方式对你最有用？

开展 CBT：从评估和个案概念化到制订治疗方案

威尔斯（Wills, 2006b）发现实习咨询师在治疗中对治疗结构的态度是他们适应认知行为治疗学习的决定性因素之一。区分治疗结构的两个关键方面非常重要。"表层结构"是一个观察者通过观察治疗师采取的步骤可以看到的结构：例如，她可以从让来访者填写 BDI 开始，要求他简单描述一周的生活状况，然后设置一个日程等。某些帮助来访者的方法对这种结构非常不利，这可能会对那些接受过这些传统培训的咨询师产生影响，不利于他们在实践 CBT 时达到清晰和高效，从而延迟了他们 CBT 评估能力的建立。然而，除此之外还有"深层结构"。这种结构在实践中可能不那么明显，但可以证明与熟练程度更加息息相关。这种结构并不是很明显，因为它在咨询师的思维过程中起作用，使他们能够以此识别来访者问题的本质以及提供能够解决问题的方法。在本章的前面部分，我试图通过"从今天开始回顾"和"激发情感基础账户"这两项技术，在咨询师的脑海中建立"结构化思想"的理念。这种"结构"引导咨询师的治疗行为，而不是发号施令。帕德斯基（Padesky, 2004）讲述了她第一次看到亚伦·贝克（Aaron Beck）实践 CBT 时的想法：最初她认为他的工作缺乏条理且漫无目的。直到后来，当她更深入地研究了会谈的文字记录时，她才意识到贝克一直在关注的"深层结构"。他那悠闲懒散的做法使她没有看清这一点。

深层结构只能通过培训和持续专业进修（continuing professional development，CPD）来学习精进。当前，我们侧重于较为明显的表层结构。一次 CBT 会谈结构如图 2.7 所示。

1. 简单的跟进和心境检查（包括量表的使用）
2. 与之前的会谈桥接
3. 合作设置日程
4. 回顾家庭作业
5. 主要日程项目及阶段性总结
6. 布置新家庭作业
7. 总结与反馈

图 2.7　CBT 会谈结构——在评估之后会谈之前

图 2.7 所示的结构用于评估之后的会谈。评估会谈本身有一些额外的项目，如识别问题、设定目标和将来访者社会化到 CBT 模型中。咨询师会针对来访者的典型问题给予一些有用的教育性信息，并与来访者讨论他们对 CBT 如何帮助解决这些问题的期望。例如，一些社交焦虑的来访者由于不断地需要在社交场合中进行自我管理所产生的极度疲劳而变得抑郁。咨询师应该认识到，许多让这些来访者担心的事情都有点夸张，但这都是他们很常见的

社交反应，尤其是当他们被赋予"健康的社交策略是可以成功习得的"这样的理念时，又会使他们感到更加疲惫和悲伤。

需要注意的是，不是所有的咨询师都会在图 2.7 所示的正式步骤中使用 CBT。尽管如此，咨询师还是应该去练习并掌握这样的步骤顺序，直到它变成自己的第二本能。掌握了这些之后，你可以尝试不同的应用方式，从而找到一种适合自己的方法。学员可能一开始会觉得有些尴尬，这并不奇怪，但敬请放心，很快这些步骤就会变成你的第二本能。这样的结构可以帮助咨询师组织会谈，并且还可以给来访者一种安心的熟悉感。

跟进与心境检查

这个部分最好保持简短。要记住，来访者可能在到来之前就会考虑他们即将在会谈中说些什么。有时，咨询师将面临的是一长串最近的压力或一大段充满痛苦和细节的故事。在会谈的另一端，尤其是谈到改善时，来访者有时又会说"我真的不知道今天该说什么"。有时，来访者经历过其他取向的治疗，这些治疗都是建立在把事情说出来的基础上的，所以来访者甚至会认为他们需要这样做。如果来访者总是以这种方式来"卸载"自己的苦恼，最终可能会对会谈中的其他治疗任务造成较大的干扰。在这种情况下，就需要注意这样一个事实：咨询师可能是唯一能够真正倾听来访者的人。然而，咨询师可能需要使用即时但巧妙的陈述，如"我觉得我们好像偏离了会谈方向，你觉得呢？"来帮助重建结构。这不是要阻止来访者表达自己，而是帮助他们更好地使用 CBT 并继续解决问题——虽然他们以这种方式沟通可能成为更多以人际关系为重点的工作的一种治疗干预（这将在下一章关于 CBT 的设置中对其进行描述）。咨询师必须保持敏锐，并且能够和来访者合作协商这些问题。来访者在接受这样的反馈时可能相当激烈——有时，有些人可能会精明地怀疑咨询师是否在批评他，也不确定在认知行为治疗的设置下他们需要做些什么。保持正轨在任何治疗中都是重要的组成部分，但是，我们也应该以开放的心态去接受这样一个事实：人们并不是总能使之正确。同样，有时当感觉好像错了，但从长远来看，可能会有所不同——也就是说，当时看似无关紧要的事情，可能最后发现其实是一个核心问题。所以，当你接受来访者反馈时，最好不断地跟进检查——"我们之前没有讨论 XXX 问题，现在你对此感觉如何？"

桥接

咨询师通过简单地询问来访者在上次会谈中还有没有"遗留"的话题，来创建与前一次会谈的连接。这通常应该是一个相对简短的项目。有时，来访者可能一直对某一个观点念念不忘而不肯放下，直到其被修通，但这个观点可能还是会在意识的表面之下时不时地涌现。

日程设置

跟进、心境检查与桥接共同导向设置相关日程。这些项目可以帮

评估、个案概念化及
开展 CBT 的技术

助来访者梳理出他们心中所想，并且能够给予来访者与治疗师一个机会，让他们想清楚哪些话题在会谈中最为有用。如果可以的话，日程项目应建立在前几次会谈中已经了解的目标问题基础之上。比如，最近有个来访者在会谈中还在为在她离开家去参加治疗之前和女儿发生的一件事感到沮丧。这一事件与之前所探讨的关于她与自己母亲糟糕关系的话题相吻合，这增加了她的焦虑与不安，她认为自己就像母亲一样，她也是一个"坏母亲"。这一事件具有高度的现实价值与相关性，因此，直接成为日程的首要问题。如果这些潜在的联系不明显，那么，它可能仍然是一个有价值的日程项目，但也可能不是。这些问题可以在设置日程的过程中决定。当然，不用说，日程的设置通常应在会谈早期完成。不习惯使用结构化方法的咨询师可能会发现很难将这些早期项目保持在正轨上，并且当日程被确定下来的时候，会谈的一半时间已经过去了。因此，除非是一些特殊项目导致这种情况，否则花这么长的时间来完成这个步骤显然有些得不偿失。日程设置的技术意味着咨询师要充分利用时间，并且有能力保持在合理的范围内。它有助于制订粗略的时间界限和具体日程项目的优先次序。前一次的家庭作业将在这里简要回顾，但是，对此的讨论与接下来设置未来作业的任务要相结合。

主要日程项目：聚焦于问题

结构原则在这里非常明显，对一些读者来说，这听起来可能会给人一种"控制"感。我们应该承认，结构化应该通过这种方式来体验。所有帮助别人的方法都有其特有的问题：过度结构化是CBT的主要问题之一。能够让CBT变得不那么有控制感是它与来访者合作的目标。比如，如果你觉得来访者偏离了一个重要的焦点，你可以说："玛丽（Mary），以前我们说过，你觉得在工作中与某些人共事很困难，这让你很沮丧。我想知道我们现在是否可能已经陷入了工作本身的细节当中。讨论这个问题可能很重要，但尝试回到前面的话题也可能很重要。你觉得呢？"帕德斯基（Padesky, 2006）指出，治疗师有时会对说这样的话感到紧张，因为他们持有"治疗师的信念"，比如"如果我这样要求来访者，他们会很反感"。对一些来访者来说，这可能是真的，尤其是那些对结构化感到矛盾的来访者，但我的经验是，大多数人对日程设置反应良好，只要他们理解并尊重治疗师这样做的动机。最后，可以像亚伦·贝克那样"化结构于无形之中"。一些学员对我说，他们意识到在帮助来访者时，采用非指导性的价值观可以平衡CBT工作中过度指导的倾向。反过来讲，如果你对结构化持一个矛盾的态度，那么结构化可能恰恰是你需要采用的方式。

家庭作业与反馈

CBT的其他原则在会谈结构中也很明显，特别是反馈的重要性及其与合作和完成作业的联系。询问来访者在会谈中发现了哪些是有用的内容，或者有什么尴尬或毫无用处的内容对咨询很有帮助。咨询师可能和大多数人一样想要寻求认同，但是得到真正的反馈往往并不是这样的。我们当然可以享受来访者带来的积极反馈，但为了保持治疗合作和咨询正常进行，我们也需要知道哪些对他们是无效的。我喜欢在会谈中寻求来访者的反馈，因为这样可以帮助我感知来访者对干预的反应。一个来访者对我说，"你最近变得有点混账，弗兰克"，他用一种温和的方式讲出这句话，对此我们都笑了起来，但当我仔细反思这句话时，我想到我在一个问题[1]上对他逼得太紧了。使来访者同意做家庭作业的方法将在后面的章节中再次讨论，但要强调的结构原则是，如果来访者在完成作业时遇到麻烦，则双方必须讨论，否则他们可能会失去咨询的动力。考虑到现在很多人都很忙，当来访者完成作业时，咨询师可能会感到些许惊讶，但是，仍需要认真注意并与来访者一起制订一些切实可行的任务。显然，重要的是让他们能够理解为什么家庭作业有帮助，并且让他们觉得自己可以与咨询师协商，共同制订对他们来说有意义的任务，这样他们才更愿意去完成这些作业。像适应 CBT 其他大部分结构一样，许多来访者也能调整自己去很好地完成作业。当被问及结构化时，他们通常都反馈他们喜欢这种知道会谈中将要发生什么的感觉。当然我们也应该防止会谈变得太程式化，有时也允许会谈"自由驰骋"。

1　参见后文关于"最近发展区"（ZPD）概念的讨论，详见第 4 章。

　　　　你对实施 CBT 结构有什么看法？如果你对此持保留意见，那么你并不是第一个。但这可能是你不得不去攻克的一个难题——大多数新手咨询师发现，只要稍加坚持，最初看起来"奇怪"的事情最终就会变成第二本能。看看下列结构化技巧，现在选择一个练习。你还应该在你自己的话语里加上一个"原理告知"。例如，"查理（Charlie），我建议我们今天制订一个面谈日程，也许之后的每一次面谈都是这样：我会问你今天想讲什么，有时也会提一些建议。我们这样做是因为认知行为治疗是短期的，我们试着好好利用这段时间，尽量涵盖你所有可能的担忧。我说明白了吗？对此你还有什么问题吗？"

CBT 的深层次结构

使用深层次结构是一种更具有战略意义的活动，它涉及开发治疗性思维的方式，不断地将你的注意力引向三个问题：

◎ 这个问题为什么会发生？

◎ 是什么让问题持续？

◎ 如何才能结束这个问题？

当 CBT 从业者倾听来访者的问题时，他们很可能会发现自己在思考这些问题以及解决这些问题的不同方法。比如，一位来访者可能责备自己很"没用"，治疗师可能会让她做一些事情让她认为自己是"有用的"。CBT 理论及其所有层级的想法、信念和图式，都可以为来访者提供一些理解事物和获得新体验的替代方法。自我意识会引发社交焦虑的观点帮助我们意识到，来访者的焦虑情绪很可能是过分关注内部感受而忽视外部现实而造成的（Wells, 2009）。当他们能更多地关注外部自我时，这种新体验可以缓解他们的焦虑；与此同时，他们也可以感受到治疗带来的另一个方面的好处——对自己和他人的新的理解。阅读更多CBT的研究文献能够帮助咨询师准确地估计不同类型的问题患者的典型思维模式（参见威尔斯 2006 年的著作中"焦虑障碍"一章）。咨询师可以从所有这些来源中收集知识，以了解来访者，并建立"CBT 第六感"，以便为临床判断和直觉提供信息。在建立认知替代方法的能力中，可能有一种创造性的、奇特的元素，能够帮助来访者使用更准确且积极的方式去思考。很难用语言和完全逻辑的框架来描述这种技术。然而，结合理论和直觉可以引导和指导认知和行为干预。

结论

这一章涵盖了很多内容，从第一次与来访者交流时初探他们的思维模式，到更详细的信息搜寻，以确定他们当前问题的程度。这些细节，再加上来访者的个人发展史，可以构建一个由可识别和可测试的心理机制所驱动的概念化图解。在这些交流过程中建立并维持了一种合作治疗关系。这种关系随后被用来建立治疗目标，并使用结构化的方法来实现这些目标。CBT 原则告诉我们"旅程"的每一个步骤，尽管在原则使用和低干涉结构化方面描述得不多。我们在后续章节将更详细地描述在治疗"旅程"的后续步骤中使用技术干预所需的 CBT 技能。

推荐阅读和资料

Grant, A. et al.（2008）*Assessment and case formulation in CBT.* London: Sage.

Kuyken, W., Padesky, C., & Dudley, R.（2009）*Collaborative case conceptualisation.* New York: Guilford.

Westbrook, D. et al.（2007）*Introduction to cognitive behaviour therapy: skills and applications.* London: Sage.

实用资料：由 Christine Padesky, Willem Kuyken and Robert Dudley 修订的协作案例概念化量表（CCCRS）是评估合作性个案概念化的一个非常有用的资源，其操作手册可在本书配套网站免费下载。

评估、个案概念化及
开展 CBT 的技术

CBT 中建立
咨询关系技术

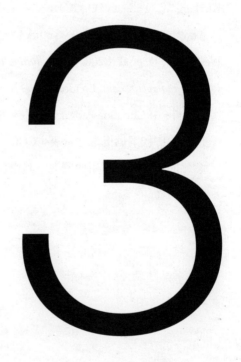

初看上去，他的谈吐的确算不上出众，相貌也算不上俊美，不过你一见到他那无比动人的眼神，你就会发现他的整个表情都十分可爱。

——简·奥斯汀，《理智与情感》

引论

如果我们真正想要理解正式的组织结构，我们通常必须追踪隐藏在表面之下的非正式系统的影响。同样地，如果没有意识到在对话中正式交流的表面下，咨询师和来访者关系中的非语言性交流，我们就无法真正理解治疗。比如，一位来访者似乎看起来同意了咨询师提出的干预方法，但是私下里又对此不甚认同。正如我们在第 1 章中看到的，CBT 中的治疗关系是基于双方的合作，但是我们有时可能会觉察到那些藏在表面下明显不合作的迹象。这一章我们提出了这样一种观点，即治疗中有一种关系交互的流动，这种流动可能几乎看不见，但却与正式治疗同时进行。治疗师理解这一点会很有帮助，首先可以了解如何能够防止可能产生的混淆，并且可以领会最终这一点将如何用于实际治疗。关注"治疗关系的破裂"是有充分理由的：当治疗师对此保持敏感，并能及时反应时，治疗结果就会改善；当他们反应不佳时，治疗结果就会受到影响（Katzow & Safran, 2007）。

熟悉心理治疗历史的读者将会在这个讨论中听出心理动力学概念"移情"的些许回声。移情有时听起来像是个很复杂的概念，但是，我们可以找到一条宽泛又简单的定义：人们有时候会因为对另一种更为相似的情况产生误解而做出反应，而不是基于实际情况。比如，某人有一个非常权威的父亲，由此就可能对年长的男性都做出相同反应，好像他们都是一种权威。和其他形式的疗法一样，CBT 也不使用这种方式来理解来访者。本章的目标是描述在 CBT 中对所使用的关系互动的理解。然而，要描述 CBT 中来访者和治疗师之间可能发生的所有类型的互动方式，无疑需要几卷书。本章的目的是让读者更好地了解这些互动可能是什么样子的，以及 CB 咨询师可以使用哪些方式来回应。从技术上讲，这一章将考虑哪些技术可以增强（a）治疗师和来访者对于正在进行的治疗相关的未说出的关系互动的意识，（b）与来访者的理解和讨论，（c）有助于"修通"此类互动中的问题的治疗行为。我们首先探讨"修通"一词在这种情况下的含义。

修通

"修通"一词可以追溯到弗洛伊德（Freud, 1914/1991）时期，这是一个被广泛应用但却很难被定义的概念。我们可以再举上文关于对"年长的男性"移情的例子，并且探索当这个问题在治疗中被"修通"时会是什么样的。当这种情况出现在治疗环境之外时，它们可能不会被注意到，因此很少被讨论。但是这种情况出现在治疗中，更有可能为反思找到"新空间"。治疗中有一定的"温室效应"可以放大这些时刻的影响，因为治疗师更有可能注意到并"细想"它们。更有可能的是，这个时刻可以"保持开放"，因此，对所发生事情的反思可以在没有中断或尴尬的情况下开始和进行。在这里，咨询师的艺术是通过一种特定的方式来提出自己的看法，这种方式可以允许来访者在反思模式中自己去考虑这些问题。由此开始了一个反应和逆反应的循环，并且从这些互动中可能产生新的意义。新的意义之所以能够成为可能，是因为在这些循环中一个迄今未被提及的问题正在被"解决"，并可能通过重复、阐述和放大，慢慢出现新的改变，这种治疗性的改变即为修通。菲阿尔科夫和穆斯林（Fialkow & Muslin, 1987）提出一种拼图碎片的类比——找到新的碎片也就意味着有新的意义的画面出现。下面的对话展示了 CBT 中可能出现的情况。想必读者也可以理解，出于时间和空间的原因，它只能以一种非常精简的形式呈现：

> P1：特里（Terry），我注意到当我说到要不要尝试一下角色扮演的时候，你的反应很强烈，类似于"别强迫我这样做！"
>
> C1：哦，是的，我讨厌角色扮演。

P2：好的，我可以理解——但我还是很惊讶你对此的强烈反应。

……

C2：哦，是的——我确实反应过激了，是不是？……也许是戏剧的关系。我的父亲认为他是"剧院元老"，有时我和我的兄弟似乎是新训练出来的演员，被他的才华所"指导"……

……

P3：哦，我想就此断言，你好像是在对别人做出反应而不是我，是因为我也是个"年长的男性"吗？

C3：我不太确定……"年长的男性"？

……

P4：我记得你说过你的雅各布（Jacob）叔叔也会影响你……

C4：犹太家庭比较崇拜父亲，你知道，雅各布叔叔简直了……

……

P5：好吧，有可能有时候——虽然可能只是一瞬间——我成了这些"年长的男性"中的一员，仅仅是因为我年纪大了，而不是因为我拥有那些你认为会影响你的年长的男性的特质？

这里我们可以看到咨询师觉察到了来访者隐藏的移情，P1 和 P2

的讨论使其浮出水面，接着，关于来访者自己在 P3 中的情绪反应，在这里我们使用了一个关键技巧，稍后我们会将其定义为"即时性"，并且联想到 P4 中的先前材料，之后通过 P5 的总结，引导治疗对话朝着一个解决根本问题的方向发展。

觉察会谈中的关系交互

觉察到治疗中出现的移情有两种主要方式：首先，通过注意到来访者的"不和谐音符"以及由此所引起的治疗师的感受；其次，通过意识到更明显的破坏性事件的发生，例如来访者批评治疗师或拒绝接受治疗建议（将在本章后续内容中讨论），再次通过这样的"关键性事件"，治疗师觉察到自己所产生的感受。

小练习：布隆（Bron）的"不和谐音符"

那是一个寒冷又飘雪的一月的某一天，我在家中的治疗室生好壁炉的火。我喜欢用这样的方式来迎接我的来访者——布隆，我想象她从寒冷中走来，伴随着温暖的炉火进入治疗室。然而，木柴有点潮湿，当我们正要开始谈话时，我注意到火要熄灭了。随着会谈的进行，我被即将熄灭的火焰弄得心烦意乱，于是我问布隆我是否能停下来重新生火。当我蹲下身子想这么做时，我听到她说："对不起。"几分钟后，火苗燃起，我回应了她的道歉，并问她为什么。"因为我给你制造了麻烦，如果不是我需要治疗的话，你现在也不用跪在地上做这些事情了。"这个插曲引发了一段有趣的对话，内容既有关于她的道歉，也包括我转移注意力时的不适。布隆评论说："有时候我似乎不得不为活着而道歉。"一周前，我们草拟了一个初步的方案，现在我们对此进行讨论：

布隆的母亲在她 12 岁时过世了，留下她与她的姨妈格温（Gwen）一起生活。格温笃信宗教，但是有时又很难相处，因为她尽职尽责地给予，又微妙地有所保留。布隆对她深表感激，但有时也想知道她姨妈到底对她有多"和善"。有一天，她无意中听到两个邻居在谈话，其中一个以一种冷漠的口吻说，要不是格温是一位"真正的基督徒"并且"收留"了布隆的话，布隆的情况得有多糟糕。从此，布隆意识到她是一个"负担"，一个被"慈善"的对象，她应该永远感激自己被"收留"了。

这段历史触动了我。我在英格兰－威尔士边境长大，我也认识像格温这样的女人。并且，飞溅的火星象征着我当时的状态：想做的事情太多，使我没有时间妥善地将火生好。这件小事件反映了我们两个人的核心关系主题，并且通过"修通"带来了治疗的效果。这件小事并没有影响我们的治疗关系，就其本身而言，还使治疗变得更加深入。一些重大的事件，正如我稍后要讲述的，似乎直接威胁到治疗的进展，并且经常与来访者和/或治疗师更大的痛苦联系在一起。

当一种感觉以一种不同寻常的方式表达时，可能会出现另一种差异。比如，一位来访者可能在讲述一段痛苦的经历时却面带微笑。这可以反映出情绪上的紧张，但也可能暗示来访者的某种内在规则，比如"逆来顺受"。重点是，这种异乎寻常的事件必须根据事件本身对来访者个人的意义来理解。

CBT 中的关系互动

"精神病理"的医学模式对心理治疗的发展有显著的影响，尤其是对认知行为治疗的影响更甚。特别是，他们有时会宣扬这样一种观点：来访者带着"受损的部分"来接受治疗，由治疗师修复。CBT 领域的一些最新进展表明，这种模式应该以一种更注重人际关系的方式来实施（Wills & Sanders，2013），本章的目标是进一步推进这一理念。

让我们来想一想，在治疗关系方面，来访者和治疗师能为治疗"带来"什么。来访者"带来"的关键因素，除了个人优势、挑战、性别、种族和文化，包括她[1]的问题以及与社会和关系环境的关键联系。比如布隆有一个为她担心的伴侣，作为一名曾经的教师，她的同事们也很"挂念"她。在布隆之前的抑郁时期，她

---

1 我们在这里使用布隆的例子，来访者是女性，治疗师是男性。

的朋友们都劝她尽早联系他们寻求支持,但她到现在还没有这样做。布隆担心成为家人和朋友的"负担",有时她甚至会想,如果没有她,家人和朋友是不是会过得更好一些。自己是一个"负担"的想法表明了她对自我的偏见,这是抑郁症中常见的一种思维方式(Beck, 1976)。这种思维方式深深植根于她的历史中,并在她个案概念化所阐述的核心信念中表现得非常明显。这里要强调的一点是:当来访者的问题被放在这样一种环境下来看待时,即来访者是如何与她所处的环境相适应的,她的问题将更具有重要性和显著的意义——因此,解决这些问题的办法也可能包括处理她与环境的关系(Hayes et al., 2004; Martell, Addis & Jacobson, 2001)。与治疗师的治疗关系可以成为来访者与她所处环境中各种人际关系的一个关键示例(Tsai, Kohlenberg, Kanter, Kohlenberg, Follette & Callaghan, 2009)。

治疗师所能"带来"的,除了个人优势、挑战、性别、种族与文化,还包括处理来访者带来的这类问题的经验。当我在治疗抑郁症患者的时候,我总是觉得很"自在",也许与我想为布隆营造"像家一样"的环境有关。这个主题也在我的个人历史中占据一些分量。当我还是孩子的时候,我花了很多时间和一个时不时被负面情绪所困扰的家庭成员交谈——有趣的是,我经常在壁炉前与他交谈。尤其是我了解到指导意见的局限性,以及在"与来访者一起"时需要耐心;现在我把这段经历视作我在心理治疗方面的早期训练。当然我们不能因为面对抑郁症患者时感到应对自如就沾沾自喜，我已经历了足够的"难以撼动"的抑郁症的案例来避免这种情况。问题时常出现在我的生活中，我对那些帮助过我的人和没有帮助过我的人都有着深刻的记忆。当我和布隆坐在一起时，所有这些影响因素——从对理论和实践的复杂思考到发自肺腑的个人情感——都在触动着我，影响着我对布隆和她的抑郁症的反应。*如果治疗关系是表演的话，正如之前所说的，作为来访者所处环境的一个关键示例，那么治疗关系也会从治疗师和他所处的环境中提取特定的关系主题。*

图3.1展示了治疗关系中的要素以及它们之间的关系，同时包括治疗关系将存在于组织、社会和文化背景中这一事实。治疗师可以使用这样的图表作为关系因素如何与特定的来访者发生作用的"地图"，我们现在使用它作为一种格式来构建我们的探索，以阐明和深化一种更具关系性和人际敏感性的方法来实践认知行为治疗。

当我们检验图3.1中所隐含的不同类型的影响时，我们可以探索它们之间的关系以及它们所隐含的影响来源。比如，在咨询中考虑实施"推力"还是"拉力"是很有帮助的。挑剔的来访者可能会促使咨询师在咨询中采取一种防御性模式，而一些总是在寻求肯定的来访者可能会"推动"他们的帮助者给出所知道的更为有用的建议。来访者情绪低落，就可能"*拉动*"咨询师更加关心他们。来访者的行为可能有意或者无意地在发挥推拉作用，这是很正常的，最好不要把这样的行为看作在"操纵"咨询师。因为咨询师——或者说应该——在人际交往方面很熟练，所以，当咨询师在人际关系方面特别敏感时，就可能更快地被"吸引"进去。因此，我们不应该批评自己，而应该学会弄清楚发生了什么。关系反应会自动产生，并可能产生负面影响——例如，提供过多的建议和安慰会抑制来访者学习自我肯定的动机。当我们在接下来的章节中通读各种 CBT 干预措施时，我们将看到，对来访者和咨询师来说，从自动反应中"去中心化"（后退）常常是很有帮助的，因为当他们这样做时，就为来访者提供了更多不同做事方式的预期让来访者可以选择——这是改变的关键[1]。当我们研究 CBT 中关系影响的不同领域时，我们将特别关注咨询师如何使用技术从自动反应中退出，并选择尝试不同的治疗方式。这些新方法应该侧重于为来访者提供有益的新体验。

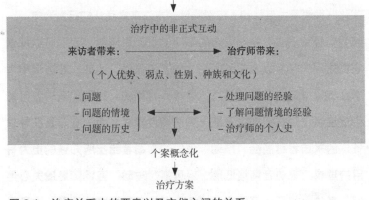

图 3.1　治疗关系中的要素以及它们之间的关系

1　更多关于通过"让意识发挥作用"帮助来访者从他们的想法中走出来的内容见第 4 章。

理解 CBT 中的关系互动

来访者问题在
治疗关系中的影响

不良的人际关系本身可能是抑郁症的一个原因，一旦确诊，抑郁症又会对患者周围的关系产生深远的影响。这种"双重打击"效应已经被心理学研究者所证实。例如，在最近发表的一篇综述中，缇欧、蔡和瓦林斯坦（Teo, Choi & Valenstein, 2013, p.3）断言："与伴侣和家庭成员之间总体关系质量比较差，显著且独立地增加了来访者罹患抑郁症的风险。"

大多数抑郁症患者身边的人可能在开始时对他们抱有同情心。然而，很多抑郁症患者可能无法恰当地回应他们的社会支持系统所提供的帮助，所以，即使是最忠实的朋友也逐渐放弃了他们——这进一步加剧了抑郁症患者的孤立感（Papageorgiou & Wells, 2003）。

焦虑症来访者从被"重要人物"安慰中获得了短期的缓解，但从长远来看，安慰的效果很快就会减弱，所以，他们不得不反复地寻求安慰。这使那些与他们最亲近的人感到厌倦，从而增加了亲人、朋友放弃甚至开始回避他们的风险。

有过受虐待史的人可能会发现自己很难相信别人，这也在情理之中。这种不信任给他们带来了一个难题，因为他们被剥夺了真正的爱，因此，他们可能会非常渴望爱，但他们很难相信潜在的伴侣，可能不会让伴侣足够亲近以给予他们所需要的爱。这会导致

CBT 中建立
咨询关系技术

一种*进退两难*的局面，有时来访者已经向潜在的爱人或知己敞开了心扉，最后却退缩了。这些反复无常的行为让他人很难理解和容忍，因此可能导致来访者更加孤立，因为周围的人都放弃了他。

我们可以认为，如果上述模式是来访者固定的自我功能，那么他们可能会将这种模式带入治疗。然而，我们应该谨记：*虽然我们要时刻觉察来访者在治疗中的行为是否会表现出上述模式的可能性，但我们应该保持试探性，而不是假设我们知道情况确实就是如此*。基于人际关系的治疗模型倾向于假设来访者将问题模式的"样本"带入治疗关系本身——因此治疗师也会被引起与来访者的那些重要的其他人相同的负面反应。然而，认识到这些问题可以让它们在治疗关系中被"修通"。大多数治疗师都至少经历过这方面的一些例子，但来访者将这些生活模式引入其他情境（如治疗）的程度尚不完全清楚。事实上，甚至一些心理动力学治疗师估计，大多数来访者都不会以一种可理解使用的形式呈现自己的移情（Binder, 2004; Connolly, Crits-Christoph, Demorest, Azarian, Muenz & Chittams, 1996）。*重要的是，尊重来访者，不要把会谈中任何异常行为的例子都当成是问题型人际模式的典型*。记住这些警告很重要，因为尽管人际干预可以产生显著的积极效果，但是它们也可能不奏效——通常是因为它们的实施方式太过僵化或者因为来访者根本没有准备以这种方式工作。正如伊根（Egan, 2013）所指出的，人际工作可以是"一剂猛药"，因此，剂量可能需要仔细测量。然而，当问题行为模式在治疗期间被正确地识别出来时，即使是相对简单的回应也可以具有治疗性。例如，一些抑郁的来访者可能对他们的治疗师没有什么积极的回应，因此他们可能会充分地考验我们的接受度和共情能力，尽管如此，我们还是可以通过让他们学习"放轻松"或者用更加有趣的方式来帮助他们[1]。咨询师有时也会对抑郁症心生惧意，抑郁症就好像可以传染一样——可能因为在人际关系中它确实可以——也就是说，当我们接近情绪低落的人时，会发现自己的情绪也莫名其妙地低落了。承认对来访者有这种感觉可能会有所帮助，无论如何，他们通常都非常清楚别人是怎么看待他们的。一种冷酷和过于严肃的情绪通常伴随抑郁症，这会导致来访者与曾经的自己疏远，然后与自己的伴侣和朋友疏远。治疗性会谈可以是一个安全的环境，在这里可以"玩"很多新的行为方式——也就是说可以进行实验性的尝试。"放松"的想法听起来可能很陈腐，但我发现许多来访者已经从思考他们如何做到这一点中受益。可能"放松"听起来不像"克服抑郁倾向"那样令人担忧。尝试不同的人际行为与前面讨论的激活、重塑和行为实验的原理有关。最重要的是，它可以帮助来访者感觉自己有可能重新找回那个以前没有抑郁的自我。然而，如果这种干预出现在来访者的参考范围内，那么它会更好，否则它可能会被视为批评。

---

1 见玛丽的案例。

问题的影响往往在来访者的亲密关系中更为明显，但也可能影响来访者更广泛的社会关系。正如我们将在第 5 章更详细地讨论的，使用行为激活的方法治疗抑郁症的一个关键因素是致力于帮助来访者扩大他们的社交面，并且增加他们社交网络中关系的数量和质量（Ekers, Richards, McMillan, Bland & Gilbody, 2011; Martell et al., 2001）。

对来访者在治疗过程中表现出的问题行为模式能够做出治疗性反应的能力——例如，避免对患者因误解而产生的愤怒做出反应，然后试着在治疗过程中理解这种愤怒——是一种高级技能。这部分技术取决于你以前处理特殊问题的经验。新的来访者和咨询师都可能遇到超出通常文化规范的互动。新手咨询师需要耐心并且能够接受逐渐改进的关系技术，关于技术改进的更多概念将在第 8 章讨论。

来访者和治疗师的个人历史对治疗关系的影响

正如我们在第 2 章看到的，来访者当前的问题可能反映他们过去人际功能中明显熟悉的主题：

> 唐（Don）在纽卡斯尔的一个艰苦环境中长大。他的父母都有严重的酗酒问题，并且他们的养育方式很不一致。唐参过军，做得一手好生意，在退伍回归平民生活后迅速发家致富。如今，几年过去了，他在如何与伴侣

维持稳定的关系中苦苦挣扎。他的伴侣受够了他的行为，并且提出分居，让他自己好好想清楚。唐现在非常抑郁。在讨论他的个人历史时，我让他讲一个能代表他童年的典型故事（见第 2 章和第 7 章），他告诉我以下一段经历：

通常当我从学校回到家时，我爸妈都醉倒在地板上。没有茶点，家里冷冰冰的且漆黑一片：由于债务，家里已经被断水断电。当我从学校组织的湖区旅行中回来时，我的幻想全部破灭了。巴士星期五下午四点回到学校。所有的父母都在那里迎接孩子，显然只有我的父母是个例外。最糟糕的是，我必须经过这些"幸福的家庭"，才能从车的后备箱取出我的包——对我来说，这真的是一段"耻辱之路"。这是一个历史性时刻，当时我对自己说："我再也不会被羞辱了。我再也不会依靠任何人了。从今以后，我会先照顾好我自己。"

我们可以看到，唐最近的经历与他更久远的记忆[1]相联系。他的"先照顾好自己"的策略在军队很管用，现在要建立亲密关系时却没那么适用。一个人在适应了独立的内驱力之后又该如何进入一定程度上相互依存的状态呢？唐也表现出对爱的强烈需求，

1　我们也应该永远记住，所有的记忆在某种程度上都是被我们"构建"起来的。

却因为很难去相信别人以至于无法得到爱情——考虑到他以前的经历，这并不奇怪。他有一个相互矛盾的图式：一个是依恋的需求，另一个是分离的需求。这种困境是发展的正常特征（Erikson，1994），但有这种经历的来访者会以更强烈的形式体验，并具有激烈、难以释怀的情绪。我们建立了他的个案概念化（图3.2），以了解当他的朋友失信没有联系他时他的负性反应。

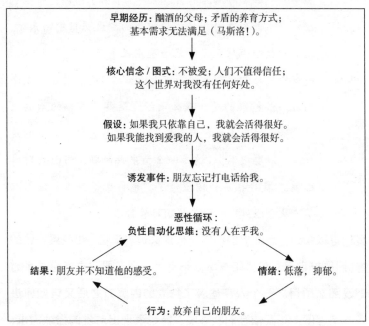

图 3.2　唐的 CB 个案概念化

看看图 3.2 中的个案概念化，人际关系方面的素材好像来自各个角度。早期和近期的诱发事件本质上都是人际关系问题，暗示着一种长期的、关系学习的历史。关键性的认知都是关于人际关系的，甚至唐的自我概念也是对自己与他人的关系的评价。他发现自己生活的星球仿佛化身成一个对他漠不关心的人。这种行为表明他如何走向或远离他人，而负面情绪是对负性的人际事件的反应。

个案概念化通常被理解为相对正式的治疗步骤，"行走"在评估期间的探索和治疗性干预的行动之间（Wills & Sanders, 2013）。在此我建议，这也是一个考虑治疗师和来访者之间治疗关系的好时机——人们可能称之为"非正式"或"影子"概念化。

唐和我在一起合作得非常顺利且极为高效[1]。我们都生长于英格兰北部工人阶级家庭，这有助于我们关系的建立。唐让我想起我的几个亲戚，他们也曾应征入伍和 / 或出海，这段经历塑造了他们的生活。治疗师总是需要去确认：一个旧的模式不仅存在，而且在当前情况下仍然"活跃"。有趣的是，考虑到图 3.2 中关于关系的负面核心信念，唐似乎很快就能在这里建立起"足够好"的关系。这可能是因为他在人际关系中的困难与在男女关系中的困难是不一样的。

重要的是要记住，治疗关系与其他类型的关系相似但也不同——事实上，来访者可能故意寻求一种关系以驳斥他以前的经历——并且希望大多数治疗关系应该能够提供这种关系。这段关系，在

---

1 我在本书的第一版中描述了这次咨询的结果。

独立咨询的背景下，为唐提供了明确的界限和最大的自主控制权：他可以随时"解雇"我。这些因素足够强大，可以为他提供一种充分的"抱持"关系，在这种关系中，他可以尝试在某种程度上去依赖别人。温尼科特（Winnicott, 1955—1956）描述了"足够好"的父母应该能够在情绪上抱持自己的孩子，并且也能够逐渐松手，以鼓励孩子独立。然而，查看图3.2中的诱发事件，也会让我停下来思考一下我们之间可能出现什么问题。时间安排是我的一个弱项，我总是安排好了但是又忘记给他打电话，这可能会破坏我们的治疗关系——我们将在本章末尾详述。好在这样的失误唐还是给我提供了修复的机会，我也只能自嘲地想，至少我偶尔表现出的粗心给了我机会练习如何修复可能由此引发的各种困难！

小建议　　　想想你最近见过的来访者或亲密朋友，他们与你讨论过什么样的事情可能适合写进像给唐显示的那张"地图"？关于当前和之前的关系他们告诉了你什么？你们的治疗关系／友谊如何？所有这些因素中的哪些因素似乎符合共同的主题，哪些又有差异？

理解关系交换中的依恋

鲍尔比（Bowlby）的依恋理论（Holmes, 1993）已被证明是可以适用于不同治疗模式中的一个极为有影响力的概念。它可以帮助来访者和治疗师理解并讨论亲密关系是如何运作的。人类婴儿有着特别长的依赖期，因此，安全的依恋纽带具有进化的生存价值，而且似乎与生命最初时刻就显而易见的反应有关。焦虑和抑郁具有进化反应的成分——分别对应危险和失败。从关系的角度来看，这些问题可能来自安全基础受到威胁，甚至丧失。缺乏安全基础使人缺乏探索世界的信心，并可能导致消极的依恋模式。利奥蒂（Liotti, 2007）提出，如果在治疗关系中理性合作失败，那么来访者可能会退行，并在与治疗师相处的方式中使用之前的消极依恋模式。如果来访者在基本层面上感到被误解，他们可能会变成一个"要求苛刻的婴儿"，以此来获得他们所需要的东西。因此，治疗师应该努力发展一种包容的治疗关系，以促进形成足够好的安全性，让来访者在治疗过程中尽情自我探索。我们也应该记住，分离也是依恋中的一个重要阶段（Guidano & Liotti, 1983）。安全的依恋连接造就安全的分离，所以同样地，治疗师也应该帮助来访者在合适的时间分离。

行为实验可以被设计为具有明确的人际目标（Flecknoe & Sanders, 2004），并且可以被看作来访者在治疗关系所给予的安全基础上的一种探索形式。依恋理论为我们提供了一种语言，让我们可以讨论关系中发展与结束的模式，包括治疗关系。重要的是要了解并响应不同来访者这方面的需求。

小建议　　　画一条连续的直线，在一端标注"依恋"，在另一端标注"分离"或"自主"，并将不同的人放在线段上。比如，一些人可能对依恋有着强烈的需求，但另一些人看起来更喜欢独立自主。从你自己开始，然后是你的来访者。假设这些人所在的不同位置以及他们之间的关系有什么含义？例如，当具有强烈依恋倾向的人必须与具有强烈自主需求的人连接起来时，会发生什么？是否有一种有效的方式来平衡家庭和组织中每个人在这方面的需求？有依恋问题的来访者在治疗中如何表现？

了解互补关系反应如何运作

消极行为似乎经常会拉动其他人进入"互补反应"，而这反过来又只能证实这个人最为害怕的恐惧（Safran & Muran, 2000）。这种类型的互补模式在许多社交焦虑症患者中是显而易见的[1]。当他们害怕时，尤其是在社交场合被人评判时，他们会表现出一种防御性的超然状态，而这种状态可能会被其他人看作一种"优越感"，从而引起他人不必要的关注和敌意，而这些正是社交焦虑型来访者最害怕的事情——他们非但没有转移不必要的关注，反而吸引了更多人的注意（Sanders & Wills, 2003），

1　举个王室的例子，看看朱丽叶·尼克尔森（Juliet Nicholson）在《完美的夏天》（*The Perfect Summer*, 2006）中对"傲慢"的玛丽女王的描述。

这最终导致了一个自我实现预言："人们不喜欢我，他们会批评我。"

来访者的这些自我实现的模式是如此根深蒂固，以至于看起来像是自然规律，但最终会被咨询师所觉察。然而，咨询师与其直接对这些模式做出反应，还不如在一种"督导"的状态下仔细考虑这种模式：在这里，咨询师可以检验并思考自己对来访者的洞察。即使来访者的模式较为明显，但是，我们依然不清楚应该如何干预，甚至不能确定应不应该对这种模式进行干预。获取足够的信息可以帮助我们针对这些在个案概念化时所遇到的问题做出决策：比如，我们已经了解到来访者在当前和历史背景下的人际功能。人际关系策略经常会在关于人际关系的信念以及我们非正式的关系表述中显现出来。

人际关系潜在重要信息的两个来源是关系信号——已经被称为"不和谐音符"，以及关系破裂。关系信号（人际关系标记）是揭示潜在人际关系模式的事件，是行为的样本，是了解来访者的整体认知——人际关系风格的窗口（Safran & Segal, 1990, p.82）。这些事件常常给人一种离题的感觉，当治疗师发现自己在沉思时，可能会思考："那时我们之间到底发生了什么？"

> 玛丽第一次来参加她的会谈时，就立刻向我提了很多关于我的问题。我开始感到恼怒，因为关于她自己的话题还一个字都没说，就开始事无巨细地询问我关于我的培训、我是如何对咨询工作产生兴趣的、我是如何组织我

的咨询等等。对于这种情况，一种常见的治疗解释就是去怀疑这种行为是否表明来访者有焦虑或信任问题。然而，在会谈后期，玛丽就她的问题给了我一个完全不同和更加个性化的解释。她曾经是一个不受宠爱的长女，被当作"仆人"来照顾她娇生惯养的弟弟妹妹。她开始相信："我就是不够格，我不如别人好。"无论她取得什么成就，也不管她多么努力，她都认为自己会受到人们的负面评价，别人永远也不会对她感兴趣。几年后，在一次销售课程上，一位导师无意中教给她一种方法来克服这个问题。"询问你的顾客关于他的事情，当你对他有兴趣时，他才会对你有兴趣。"她这样被教导。因此，她问了我许多问题就是在向我诉说："我对你很感兴趣，请你对我也有兴趣。"

显然，这一非常具体的策略是玛丽所积极遵循的更为普遍的"讨人喜欢"的策略的一部分。令玛丽意想不到的是，这种行为让她的同事感到非常恼火，因此，将她的慷慨都视作理所当然，而且更像是对待"仆人"一样对待她，这种结果对玛丽来说可谓讽刺至极。在督导中，我角色扮演了玛丽那种"取悦他人"的处事风格，我的导师评论说："如果她能自然一点，变得幽默一点，不是很好吗？"我把这个反馈告诉玛丽，她马上就明白了。一旦她找到了解决办法，她当即松了一口气，并迅速在这个问题上取得了进展[1]。利用这一突破往往是有好处的，可以帮助来访者集思广益，尝试新策略——在玛丽的案例中，就是变得"好玩"。伊根（Egan，2013）提出了一系列步骤，可以预先考虑头脑风暴产生的各种选择，并如何在想象力中测试其可行性和有效性。举个例子，其中一个步骤就是尝试找出谁可能是练习"变得好玩"的最佳人选——也许是最有可能做出积极回应的人。这种预期可以帮来访者做好行动的准备。在这种情况下，新行为还有一个额外的好处，就是让玛丽得到一些积极的反馈——这是她以前一直努力争取的。再者，对玛丽来说，需要"变有趣"的问题比听起来很糟糕的"社交恐惧症"要好得多。

在这个案例中，玛丽的"关系信号"的影响是相对良性的，并且在较早的阶段就被识别和处理了。其他的标记，例如，那些对治疗师表现出不信任的"标记"，如果没有治愈，更有可能在关系中引起问题。当来访者和治疗师之间的关系开始动摇时，关系破裂（联盟瓦解）就会发生。它们不一定总是非常戏剧性的事件，甚至可能看起来似乎是关于治疗的一些细枝末节的小事，但是使这件事影响显著的是一方或另一方或双方的感觉强度。我们将在下个小节中讨论处理它们的技术。

1　更多详细的描述见 Sanders & Wills（2013, pp.15-16, 22, 232）.

小建议 想想这些年来你和你的来访者之间发生的任何事件。一位督导告诉我，有个来访者经常带着一袋薯片来参加会谈。回想一下，这些事件中有没有一个似乎可能是来访者的潜在人际关系模式和／或他们与您潜在的人际关系模式互动方式的"人际关系标记"？如果您还在等待开始与来访者合作，您可以通过思考一位表现出一些意外行为的朋友来理解如何应对这些情况。比如说，一个总是慷慨大方的人，突然在具体问题上变得吝啬？如果你觉得值得和他一起筹钱，你会怎么做？你认为他们会怎么反应？

治疗中处理人际关系模式和破裂的关键技术：即时性和元沟通

定义即时性和元沟通

分享人们在会谈中的印象的最好方式是使用即时性对话（Inskipp, 1996），也称为"你／我对话"（Egan, 1975）。伊根（Egan, 2013）区分了"关系"即时性——能够反思你与他人关系的历史和它如何以它的方式发展的能力——以及"此时此地"的即时性——能够反思当下与来访者之间发生了什么的能力。把两种感觉的即时性看作一个"两阶段"的过程是有帮助的。首先，咨询师将对这种关系的观察带入会谈中；其次，利用相互反思和逆向反思的过程来探索他们和来访者之间究竟发生了什么。通常情况下，首先进行反思是有帮助的，例如在督导中，甚至等到事件多次发生之后再开始使用即时性对话。伊根（Egan, 2013）提供了发表"即时性陈述"的几个有用的步骤：

◎ 说出来访者对你的影响

◎ 探索你做了什么导致了当前的情况

◎ 描述来访者的行为，对正在发生的事情提供"合理的预感"

◎ 请来访者来一起思考发生了什么

让这种"即时性"发挥作用的一个因素是，当我们提供能够让其他人"接受"的反馈时：所谓的"用户友好"的反馈往往强调传递者的行为和情绪，而不是接受者的。同样值得记住的是，即时性对话的使用并不是日常社交互动的一部分，对某些来访者来说可能难以理解。

元沟通

元沟通最初是在人际关系治疗（Anchin & Kiesler, 1982）和短期心理动力治疗（Strupp & Binder, 1984）中发展起来的，并被萨夫兰应用于 CBT 中（Katzow & Safran, 2007; Safran & Segal, 1990）。从技术上讲，元沟通只是指沟通的工具，但是它是由萨夫兰在处理治疗关系破裂的背景下使用和定义的，即认识到关系破裂与来访者和治疗师各自的认知 - 人际风格有关。当治疗师注意到来访者在认知 - 人际循环中感到"卡壳"时，考虑使用这种观点是很有用的。然后她就可以从与来访者之间发生的毫无帮助的事情中解脱出来。尽管双方在处理治疗关系问题时都应该参与进来，但我们还是有理由期望治疗师能够成为主要推动者，并培养必要的技术来实现这一点，这些技术包括觉察力、合作力、共情、沟通力和即时性。在 CBT 中，元沟通可以通过即时技术改善威胁治疗合作的问题。来访者可能会感觉受到伤害，但我们可以采取"一往无前"的方式来处理这个问题。当来访者希望治疗师理解她受到伤害，但不希望承认和处理这种"尴尬"时，就会出现这种进退两难的情况。在这种双重约束的情况下，很难保持真正的合作，因此，治疗师可能会试图描述她认为"正在进行"的内容，期望通过合作探索和问题解决吸引来访者，以便"重新把事情做好"。比如，治疗师可能会说："当我描述你和特德（Ted）的关系时，我只是想知道我是否伤害了你。我知道冲突会让你感到不舒服，但我想知道你是否会因此不愿意告诉我你受到的伤害。你有对别人偶尔感到厌烦的权利，所以，如果我们能把这件事摆到桌面上来解决，这对我们来说可能是一个很大的进步。你觉得怎么样？"

有时候，治疗关系的崩溃是从治疗师的所作所为开始的，我们应该准备好承担相应的责任。因此，我们应该把可能发生的这种关系破裂引起的不适看作"有关某件事的信息"，并在随后的回顾中（或许是在督导下）尽可能诚实地对待那件事。督导师可以经常性地帮我们阐明情况和我们在其中的作用，然后针对机制原理形成可验证的假设。一个假设确实需要是可检验的，因为它可能是错误的，而且通过来访者—治疗师的合作可能会找到一个更准确的假设。

> 琼（Jo）是一名即将毕业的大学生，她长期抑郁，几乎要放弃自己的学位了。不过，在接受治疗之后，在学期即将结束之前，她的病情就有了明显的好转。辅导员对琼在每个疗程接近结束时不断增加额外的疗程感到有点惊讶，因为琼在整个疗程中表现出了强烈的自主性倾向。然而，在与督导讨论时，辅导员表示持续增加的工作量让他自己感到压力倍增。在督导中，辅导员和督导师决定和琼以一种尽可能开放的方式讨论整个情况，请她帮助辅导员想出一种符合他们各自需求和利益的方式来解决问题。有趣的是，琼对自己可能被视为"依赖性强"的想法感到好笑，但是她也坦言，自己并不知道治疗该如何结束。"不知道如何结束事情"的主题在她的个案概念化中很明显：在她十几岁的时候，父母离异了，她与父母交替生活了很长一段时间，她发现每一次转换都很困难。一旦这个问题得以修通，她和辅导员很容易就设计出了一个恰当的逐步终止治疗的方案。

在此情况下，在督导中设计并在下次会谈中传达给来访者的信息，可以被视为旨在识别来访者和治疗师之间存在的问题的人际关系模式，然后开始共同探索的沟通类型。第一步通常是帮助来访者了解他们可能对其他人产生的影响。

CBT 中建立
咨询关系技术

治疗师有时会对来访者的"宣泄"做出不当反应，因而可能无意中伤害了来访者，因为他们似乎在暗示来访者"说得太多了"。当面对滔滔不绝的信息时，他们可能会说："我们能稍等一下吗？我觉得跟上你的节奏有点难。如果我们能把速度放慢一点，把注意力再集中一点，那将对我有所帮助。"来访者的反应可能会让我们感到惊喜，他们对我们这样做很是赞许，并且通常会补充说："我很高兴你这么说，许多人认为我有点言过其实。但我一直不太确定治疗需要知道哪些细节，所以，如果你能把注意力集中在我身上，会对我很有帮助。"我们应该注意到，对来访者的回应应该集中在治疗师被"过多信息淹没"的感觉上，同时也要集中在需要让来访者"慢下来"以帮助苦苦挣扎的治疗师，使用伊根（Egan，2013）描述的关于即时性的两个步骤：以我们自身"示弱"为起点，因为我们无法跟上来访者的节奏——提议行动应该是一个双方的联合行动——我们一起放慢速度，并进一步集中注意力。然而，新手治疗师通常担心这样说会被来访者视为无礼或"冒犯"，但是，这种担心通常只是源自对来访者感受的一种假设。所以，与其做出假设，不如直接提出来。更好地让来访者了解我们是如何对待别人的，可以给他们一个非比寻常、不可多得的机会来获得个人见解。

我们已经举了几个例子，说明不同寻常的关系模式是如何突然侵入治疗过程中而没有造成任何真正的干扰（布隆），或者只产生轻微的干扰（玛丽和琼）。在这些情况下，治疗存在一个小问题，但表面化处理它们的效果为治疗过程增加了更深的理解。当来访者重要的需求或愿望被忽略时，治疗就可能会出现中断，甚至终止。来访者可能会在会谈中暗示，或者试图以一种不明确的方式阐述需求。卡佐和萨夫兰（Katzow & Safran, 2007）提醒我们，"修通"元沟通的最后阶段是在来访者开始新的体验，即他们的需求真正被人理解的时候：

> P1：帕姆（Pam），我想你可能会说，你认为"我完全理解你的无力感"是错的。
>
> C1：（犹豫）……是的……（尴尬），不过这没什么大不了的。
>
> P2：你是在减轻对我的打击吗？
>
> C2：是的……不……是的。当我觉得别人误解了我的时候，我很难告诉他们错了，所以我经常装傻，但在这里试着说出来感觉很重要……
>
> P3：是的，的确很重要——我很高兴你这么做了。我的意思是，虽然我听到这些话有点不舒服，但我知道，更重要的是——没有这样的反馈，我就无法真正帮助你。
>
> C3：呼（长舒一口气）……虽然说出来很难，但是被人理解的感觉真好……
>
> P4：我不能100%肯定那就是你的意思……你有点尴尬，在房子里转了一圈，我想……是不是可以试着更直接一些？

......（之后）......

C5：菲尔（Phil），你帮了我很多，但你对我的无力感的看法是错误的，我不这么认为，当你说这话时，我觉得很受伤，好像你低估了我……但是很高兴我们已经越过了这一段……

在 P1 和 P2 中，咨询师鼓励来访者使用一种积极的行为断言——这是治疗的目标之一，并确立其在 P3 和 P4 治疗过程中的重要性；来访者在 C5 中也承认，她有了一种全新的"矫正性情感体验"。

修复破裂的治疗关系

萨夫兰和西格尔（Safran & Segal, 1990）列举了 CBT 中七种常见的治疗联盟破裂的类型：

1. 来访者持怀疑态度。

2. 来访者冷嘲热讽或态度消极。

3. 来访者通过参考另一种关系间接地提到治疗中存在的问题。

4. 来访者和治疗师就目标和任务没达成共识。

5. 来访者过度顺从。

6. 来访者对干预没有反应。

7. 来访者激活了"治疗安全行为"——比如，只暴露低风险的感受。

治疗师可能首先会意识到在会谈过程中出现的破裂，本身就是一种身体不适的感觉——在我身上常常是脖子凉飕飕的。然而，破裂也可以提供一个很好的机会使治疗继续向前推进。它们可能涉及患者在治疗过程中被压抑的情感、投入或承诺。治疗师应该试着不要被它们搞得措手不及。对他们来说，在重大关系破裂时保持冷静要困难得多，因为他们必须努力"后退一步"，以避免反应太快。"反弹"式回应可能会看起来像是在报复，这样可能会使来访者很失望，或者给予来访者一个过于仓促的保证或道歉——最好记住"治疗师可能也会犯错误"。使用共情始终是修复治疗关系破裂不可或缺的一部分，并且可能有机会弥补早先共情的缺乏。有时候出现治疗关系破裂是因为来访者在治疗中体验到羞耻感（Gilbert, 2009a）。重新掀开旧伤疤很容易引发羞耻感。有时，当治疗师拙劣地挑战来访者的负性自动化思维时，可能会在无意中暗示来访者是"愚蠢的"。

治疗师重要的第一步是从来访者的人际关系模式中"解脱"出来。这就要求我们能够使用凯斯门特（Casement, 1985）所谓的"内在督导"的能力，并坦然面对自己的感受。对于治疗中出现的负面情绪更要如此。我们使用这种感觉的能力有时会被莱希（Leahy, 2001）所称的"治疗师图式"所阻碍，比如"我不应该对来访者感到愤怒"或"对来访者感到厌烦是不专业的"。重要的是要意识到我们有时会通过坚持，甚至无意识地坚持这种信念而给自己施加压力。这些信念可能会让我们过度关注去"实现某事""成为某事"或"该做某事",在CBT中尤其是后者。治疗师可以致力于发展一种不同类型的注意力:一种非依附意识(Safran & Reading, 2008),接近于本书其他地方所讨论的"正念"。

最困难的情况是对抗性的——例如,当来访者可能对治疗或治疗师持讽刺、愤怒的态度或进入"抱怨模式"时。这些行为对治疗师来说可能是一种挑衅。首先,治疗师对这种行为感到威胁或害怕是很自然的,但是我们要理解,只要不是出于报复或是因为恐惧而反击,来访者有这种行为是可以接受的,甚至是有帮助的。被来访者批评的确很难接受,我们自然而然地会想要为自己辩解。然而,如果我们太轻易地去为自己辩护,往往会错过寻找更具治疗效果的黄金机会:来访者的人际关系模式,我们自己的人际关系模式,或两种模式相互作用的方式。当来访者能够对自己的行为负责时,治疗通常会进行得更快,所以,当治疗师承担起这种责任时,应该帮助来访者也这样做:

> 约翰(John)以前是一名健康专家,由于在家访时对顾客举止怪异,他的生活陷入了困境。他试图让顾客改信他的宗教。当顾客拒绝让他进去时,他对着信箱大喊大叫,告诉他们不能躲避上帝。康复后,他在一家日间医院成为治疗小组中一名安静但难以相处的成员。他的护士和主要工作人员维拉(Vera)为他提供咨询,并试图向他介绍辩证行为疗法(DBT)这种可以自我缓解情绪

的方法。约翰严词拒绝，并且告诉维拉远离"那些幼稚的东西"。维拉因她的努力被拒绝而受到伤害，因此被激怒，并与约翰争吵了起来。在督导中，维拉反思，就在她认为自己在心理工作上获得了一些胜任力时，约翰却让她觉得自己不尽如人意。之后，她放下了自己的骄傲，重新开始和约翰商讨他们可以一起完成的工作。他又用他妻子曾对他说的一句意想不到的话回绝了维拉，他妻子说："任何称职的治疗师都不会和你这样争吵。"原来约翰的妻子完成了一门咨询技术的短期课程，并且受到了兰恩（Laingian）的"反精神病学"的影响。再一次，维拉反思了约翰妻子的抱怨是有一定道理的。她在约翰面前承认了这一点，并开始耐心地重建与约翰的治疗联盟。维拉苦笑地对她的督导说："合作确实进展缓慢，但总有成效。"

如果治疗性事件导致了正式投诉，那么这当然会将事情置于一个完全不同的层面上，建议从业者在对特定官方投诉相关的问题承担责任之前寻求专业的帮助，甚至法律咨询和支持。

随着时间推移培养人际反应能力

治疗师以不同的速度发展自己的人际交往风格。在本书所描述的所有技术中，读者可能会发现本章似乎最注重与心理治疗相关的技术。然而，人际关系技术可以在各个层次的专业帮助工作中得到实践。刚接触这一领域的人不应该急于实践，而应该让这些技术在职业生涯的发展过程中逐渐成熟。他们可以从注意来访者不同的人际风格开始，通过识别自己对这些风格的反应，然后将这些观察带到督导中进一步讨论。"这个来访者是如何影响我的?"这个问题在与督导的讨论中通常很有成效。当你有信心发现这些因素在起作用时，你可以考虑是否能够对它们做出回应——例如，使用即时性对话与元沟通技术——可能给来访者带来一种新的或不同寻常的治疗体验，从而使治疗更加有效。正如我们多次强调的那样，这种反馈在日常生活中并不常见，因此，可以在咨询和心理治疗中讨论这种反馈，为咨询师助人的工作增加了巨大的价值。

除了了解不同来访者的模式，咨询师还可以了解他们自己的模式以及如何应对来自不同来访者的挑战。除了督导座谈会，回顾一段时间内治疗过程中的不寻常事件，写一篇反思性的文章可能会有所帮助。这可以被形式化地叫作保存你的"反思日志"（Bolton, 2010; Wright & Bolton, 2012），这些日志通常作为具有次要价值的实践记录，这些记录是必要的持续专业进修（CPD）和认证过程的一部分。一旦咨询师成功地进行了几次人际关系干预，这样的工作就会令人着迷。然而，咨询师在分析人际关系破裂时应该小心谨慎，就好像它们是源自来访者的"特征"一样（因为有的来访者本身带有一种不合作的特质）。卡恩（Kahn,1991）雄辩地阐述了如何避免治疗师自身的问题和行为（包括错误）成为治疗失败的可能因素。这样我们既可以做令人陶醉的工作，又可以脚踏实地。

小建议　　　分组练习：每位小组成员应介绍一位他/她难以相处的来访者、同事或朋友。（提示：将这些困难概括成一个"关键事件"可能会有帮助。）其他组员（一个是"来访者支持者"，另一个是"观察者"）应该帮助案例展示者描绘潜在的人际关系模式，包括治疗师的任何贡献。他们也可以试着制订并提供替代的回应。

结论

其他治疗模式已经明确地建立在来访者生活中的人际维度和治疗关系的基础上。从这些角度来看，理论家和实践者增加了我们对治疗过程的理解。注重人际关系这种观点最初并不是 CBT 的重点，但随着咨询师参与到帮助他人的复杂过程中，这种观点被越来越多地认可。CBT 使来访者对他们生活中的人际关系模式，以及这些模式在治疗过程中可能给他们带来的感受有了更丰富的理解。这种观点为 CB 治疗师开阔了视野，使他们想出更多的好点子，帮助咨询师以更明智的方式回应来访者的人际需求。 处于发展治疗技能早期阶段的新手咨询师应该满足于允许本章的特定技术缓慢但稳定地提升，因为他们将在该领域变得更有经验。

咨询建议：
使用即时性对话

"即时性对话"确实可以成为一剂猛药（Egan, 2013）——因此不应过于频繁或者"大剂量"地使用。人际维度是一个有趣的内容，对从事帮助行业的人来说，当他们首先了解并利用基于关系材料的干预时，他们可能变得非常兴奋。不过，对咨询师来说，重要的是要记住，他们进入这些交流时具有许多优势。干预措施通常是由咨询师主动发起的，并用理论和实践的方法来指导来访者。这些干预措施通过让来访者变得更有自我意识来发挥作用。然而，来访者很容易变得更加不自然和不舒服。这可能导致咨询师看起来是一个"自作聪明的人"，并且来访者可能会感到被抛弃和/或受伤。这种僵局通常很快就会显现出来：来访者看起来很困惑，面部表情不舒服，身体晃动，还说着"我不知道你在说什么"之类的话语。在某种程度上，人们可能会因此陷入新的联盟破裂。通常最好在此时后退一步。以后可能还会对所讨论的重点做出进一步的工作。这个问题可以在会谈结束时的反馈中得到解决。

参见（Egan, 2002）关于即时性的训练练习。

跟进建议

小组练习：采用卡根（Kagan）的人际过程回忆（IPR）来检查治疗过程中的关系问题

治疗过程的音频和视频记录是检测人际活动过程极好的资料来

源，也可用于督导。IPR 最初由卡根（Kagan,1975）提出，是一种在学习或督导环境中跟踪人际过程的程序。最基本的方法是让那些正在反思治疗方法的人在他们认为包含学习内容的时候停止录音。然后，其他小组成员使用"询问者线索"来引发对咨询师的反思。参与者可以通过注意自己的身体和大脑的反应来获得新的意识。他们可以思考在这个过程中是否有任何明显的未说出口的感觉，以及可能已经做了什么或说了什么。

相关详细说明和练习，见英斯基普（Inskipp,1996，pp.96-100）。

推荐阅读

Gilbert, P., & Leahy, R.L.（2007）*The therapeutic relationship in the cognitive behavioural psychotherapies.* London: Routledge.（Especially Chapters 5 and 7）

Wills, F., with Sanders, D.（2013）*Cognitive behaviour therapy: foundation for practice.* London: Sage.（Chapter 2）

CBT 中建立
咨询关系技术

针对
负性思维的
技术

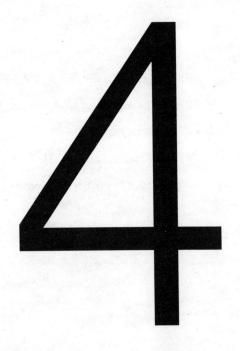

人们一般更易于被自己发现的理由所说服，甚于他人心
中的理由。

——帕斯卡, 1670/1995: 10

引论

贯穿全书的观点是，来访者对生活的看法会影响他们的生活方式。现在我们转向一个棘手的问题，即在治疗过程中，无用的思维方式是如何被扭转、矫正，或被改变的。然而，CB 治疗师自己判断如何最有效地帮助来访者改变他们的思维范式[1]已经发生了重大转变，套用鲍勃·迪伦（Bob Dylan）的一句歌词，认知改变方法本身就是一种改变。这些范式的转变主要来自 CBT 中新的"第三次浪潮"概念的挑战——特别是那些强调正念和接纳在治疗变化中的作用的方面。

因此，我们首先介绍"第三次浪潮"的方法对传统 CBT 方法提出的挑战。由于本书的重点是 CBT 技术，分析将集中在这些挑

---

1 范式可以被定义为一个独特的思想系统，它可以与任何其他的思想放在一起进行比较。

战对 CBT 实践的影响。我将特别回顾苏格拉底式对话引导发现
（GD/SD）的现状，这通常被认为是认知干预的主要方法。我们
认为 GD/SD 是一种通用的、普遍的 CBT 技能，是许多 CBT 方
法的基础，GD/SD 可以适应"第三次浪潮"的思想，因此，许
多其他传统的认知干预在 CBT 中也可以使用。

本章提出了一系列认知干预措施，从相对非指导性的措施，到更
具有指导性、审议性的干预措施。前者的座右铭是"让意识发挥
作用"，后者的座右铭是"帮助意识发挥作用"。这种认知干预措
施"系列"所隐含的意义是咨询师可以根据自己的偏好和技术、
来访者需要解决的问题以及咨询师自己对个体来访者的"最近发
展区"[1]的评估，来从中选择一种能与来访者熟练匹配的技术。这
些"系列"匹配来访者方法的决策将通过实例加以说明，其中包
括不同方法的特征性困难。

CBT "第三次浪潮" 的挑战

"第三次浪潮"的咨询师对传统 CBT 的批评通常集中在以下几
个问题：（a）对变化的前提过于理性和乐观；（b）来访者对变化

---

1 维果茨基认为，儿童有两种发展水平：一是儿童的现有水平，指独立活
动时所能达到的解决问题的水平；二是即将达到的发展水平，即通过教学
所获得的潜力。这两种水平之间的差异，就是最近发展区。——译者注

的"抗拒"程度；(c)善意但不恰当的干预可能在多大程度上加剧心理问题。这里只是一个简短的回顾，关于这些观点的更广泛的讨论可以在威尔斯和桑德斯（Wills & Sanders, 2013）、海斯等人（Hayes et al., 2004），以及奇亚罗基和贝利（Ciarrochi & Bailey, 2008）的文章中找到。值得注意的是，有时候这些论点似乎会将之前版本的 CBT 定义成一个"稻草人[1]"角色——尽管在我看来早期的 CBT 技术仍然有足够的"真理核心"，非常值得 CBT 从业者关注。

过于理性的改变方法

让我们从一个例子开始——一个被拒绝的情景，接着是一个通常与抑郁症相关的负性思维：没有人关心我。我们首先可能会想到，这对许多来访者来说不太可能是真实的，通常至少会有一些相反的证据，包括我们自己对来访者的反应。这种想法背后的原因可能是一种具有特殊价值的关系已经失去，这种关系可能再也找不到了——所以在某种意义上，来访者会断定自己是不可爱的。当观众看到一个人被拒绝的时候，可能会产生一种公共的羞耻感——也许这就是"没人在意我"的想法的起源。在那些过去

1　"稻草人"是一种方便的刻板印象，用来形成相反的论点。（稻草人谬误是一种错误的论证方式。在论辩中有意或无意地歪曲理解论敌的立场以便能够更容易地攻击论敌，或者回避论敌较强的论证而攻击其较弱的论证。——译者注）

针对
负性思维的技术

没有得到足够好的养育的人身上，这种感觉也会增强。当我们考虑到这些相关因素时，我们只需要一点同理心就可以理解，一些处于极度孤独状态的来访者可能会"认为"这些想法是真的。人类天生就会对拒绝做出反应（Welford, 2012），这种情感反应可能是深刻的且令人不安的。同样容易理解的是，如果一个治疗师只是劝慰来访者"并不是所有事情都是糟糕的"，这就意味着治疗师可能完全没有理解来访者的痛苦，那么来访者就可能会因此感到沮丧。

然而，原始和标准的 CBT 方法似乎在这一点上提供了一些乐观的依据：如果我们的思维与现实"脱节"，当我们变得更加沮丧时，那么，我们可能会开始去找一些微小的证据表明有些人可能关心我们，这些小小的证据可能会滚成一个大雪球，直至开始改变我们的思维、感受和与他人交往的方式。这种希望往往被认为是有效改变过程的关键的第一阶段（Ilardi & Craighead, 1994）。然而，其实我们并不需要很多 CBT 的实践经历就能明白，这种改变很少能轻易实现。来访者可能不愿意接受现实是他们的负性思维告诉他们的，甚至也不认为这种想法可能会改变——来访者认为，对其他人来说，可能是这样，但对他们来说并非如此。有时治疗师得出的结论是，来访者并不是真的想要变得更好，贝克通过证明来访者没有"遭受痛苦的需要"（Beck et al., 1979），开始了迈向当代 CBT 的漫长征途。一个更好的方式来看待这种对改变的恐惧是认识到来访者往往投入了"沉没成本"——过去投入的金钱、时间、精力等不可收回的投入——在他们接受治疗前能想到的试图解决他们问题的方法上（Leahy, 2001）。例如，我们假设来访者可能会想，如果他减肥了，穿得更时髦了，或者讲了更好的笑话，他就能"让"某人爱他——那么，他为什么会听从 CB 治疗师的建议，痛苦地尝试改变自己的想法呢？有时来访者说他们希望 CBT 可以"消除他们的负性思维"或"重新训练他们的大脑"，这让我感到不安，因为这让治疗性的改变听起来就像是一个简单而非个性化的机械过程。与那些"消除"负性思维的技术人员形成鲜明对比的是，我们越来越觉得，负性思维和感受需要先被接受，然后才能改变。

来访者对改变的抗拒程度　　　"沉没成本"的论点只是莱希（Leahy）关于可能出现的"阻力"[1]类型的建议之一。海斯（Hayes, 1999）也提出了类似的观点，他认为，来访者最初寻访咨询师，就是为了得到一个他们已经失败的策略的新版本，在这种情况下，就我们的经验来看，来访者的目的就是要求咨询师教他一种"让"人们爱他的新方法。另一类来访者产生明显抗拒的主要原因是他们觉得治疗无效或治疗师的方法欠妥。林内翰（Linehan, 1993）首先将这一概念引

1　我之所以使用引号，是因为这是一个主要由治疗师使用的术语——来访者很少这样认为。

入她的治疗方法——她称之为辩证行为疗法（DBT）——治疗边缘型人格障碍（BPD）。BPD 患者对"无效"极其敏感，并且很容易将改变他们想法的尝试，解释为他们的想法或者他们自己的失败。现在我们必须承认，来访者在这方面的想法可能不仅仅是事实的核心。咨询师可能不得不在认同来访者作为人的价值和"建议改变可能仍然对他们有帮助"之间走一条狭窄的路，因此，在 DBT 中使用"辩证"一词——系统地权衡矛盾的想法，以解决它们明显的矛盾。虽然 BPD 来访者在感受"认可"方面的问题特别突出，但这种情况也会出现在许多其他来访者身上。吉尔伯特（Gilbert, 2009a）提出了一个有趣的建议，即心理治疗中的干预可能不太有效，除非这些干预能激发患者的能力，使他们能够用一种同情的心态来看待自己。我们将在这一章的后半部分回到如何培养来访者的自我慈悲，但现在我们要说的是治疗师可能经常需要帮助来访者用富有同情心的声音来"聆听"不同的想法。最后，对咨询师来说，将"抵抗"视为个人意志意义上的主要动机因素是没有用的：最好将它视为心理问题的一部分——用海斯（Hayes, 1999）的话说——"如果你不想要，你反而得到了它"。"第三次浪潮"的方法往往强调经验性回避与心理问题维持之间的联系；当一个人遭受痛苦时，他不可避免、自然而然地想把痛苦推开。然而，推开痛苦通常似乎只会让它以更大的力量反弹。因此，正如 ACT 所倡导的那样，最好将"心理灵活性"作为主要的治疗目标，而不是"减少痛苦"，因为减少痛苦很容易与经验性回避联系起来。不过，我在探索应该以什么标准来选择能够帮助来访者的认知干预方法时，得出这样的结论可能没有绝对的规则，有的只是经验法则。

不针对来访者"最近发展区"（ZPD）的干预措施会加剧问题

ZPD 的概念最初是由维果茨基提出的，并被广泛应用于教育研究，以了解儿童如何学习。格林伯格（Greenberg, 2011）将这一概念应用于来访者如何在治疗中学习。在我看来，这促进了人文模式的进步，并为其与 CBT 的技术整合带来了潜力（Wills & Sanders, 2013）。在治疗环境中，ZPD 是一个潜在的学习领域，来访者可以在咨询师的帮助下进行学习。这一领域介于来访者已经建立的技能和目前他们还没有掌握的技能之间，甚至在咨询师帮助下来访者还无法掌握（图 4.1）。因此，ZPD 是一个具有潜力的领域，让咨

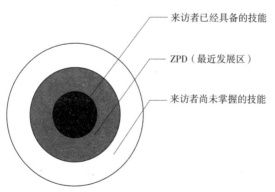

来访者已经具备的技能

ZPD（最近发展区）

来访者尚未掌握的技能

图 4.1　最近发展区

询师和来访者可以进行交互式学习。如果干预措施不在 ZPD 中，干预措施就会失效；如果干预措施落在一个来访者已经掌握的技能领域，那么他们就会有一种"明日黄花"的感觉，如果干预措施落在一个来访者无法掌握的新技能领域，就可能引起来访者的不理解。来访者经常会有意识和无意识地探索，以便在反复试错的过程中重新组织他们的思维（Mansell, Carey & Tai, 2013）。大多数咨询师也经常在探索合适的干预区域，在探索过程中存在一定数量的"命中和错误"是很自然的。我觉得提醒自己这个概念是有用的，尤其是当传统的认知干预似乎失败时，来访者的反应是"我知道我不是一个真正的失败者，但是……"或者难以置信地说，"你真的认为我不知道这些吗！"很可能来访者就是通过这种认知干预来"推开"负性思维，从而反复避免这种想法。这种僵局通常是来访者转换焦点的明确信号，尽管有时我们有理由坚持或可以稍后再试。这加强了与心理灵活性相关的治疗目标的可取性。

使用一系列认知方法

我在其他地方也曾提到过（Wills, 2012; Wills & Sanders, 2013），我认为：GD/SD 仍然是 CBT 的核心技能，因为它是一种高阶技能，可以指导治疗模型中其他技术和方法的综合使用。因此，GD/SD 将与构成本章整体结构的一系列认知技术和干预措施相关。

在"非指导性"的一端，我们认为这一端的技术可以被称为"低干涉"技术，这些技术主要依赖建立学习的经验，并鼓励来访者有意识地展开——例如，练习"正念式呼吸"或简单地让来访者"看着"写在白板上或者治疗笔记本上的负性思维；在"更有指导性"的一端，治疗师会引入更复杂的、经过精心设计的方法，比如使用思维记录来促进认知重建。然而，即便在使用更有指导性的方法时，我们也通常建议咨询师保持一种相对轻松和非指导性的风格（Mansell et al., 2013）。

我们通过定义和分析 GD / SD 的例子开始探索认知技术，然后使用相关技术系列的框架来构建来访者的描述、案例和技术分析。这个系列可以让咨询师选择适合来访者的技能和 ZPD 的干预措施。咨询师也可以从他们当前的技术组合和方法偏好中考虑如何涵盖技能范围（图 4.2）。

非指导性的干预措施	更有指导性的干预措施
觉察、接纳、检验、正念、同情聚焦、解离、元认知干预、认知重建、挑战 / 面质	
"让意识发挥作用"	"帮助意识发挥作用"

图 4.2 认知干预措施系列体

苏格拉底式对话引导发现（GD/SD）

引导发现可以被看作 CBT 所使用的众多技能中的主要策略。它指的是 CB 治疗师帮助来访者从

119

功能较弱／相对不灵活的思维、感觉和行为模式转向功能更强／更加灵活的模式的方法。咨询师在苏格拉底式对话中使用各种类型的问题和提示，这些问题和提示相互作用，形成一种实验性的思维框架，让来访者思考新的思维、感觉和行为方式，并尝试"实践"。引导发现在来访者自我发现和咨询师指导的两极之间摇摆。使用 GD/SD 的主要人际交往技巧在于在引导来访者自我发现和帮助他们发现之间找到最佳的平衡。

GD/SD 中的一系列问题和提示可以帮助来访者检索与他们所关心的问题相关的信息，但这些信息不受当前有偏见的、负面的处理方式的"限制"（Overholser, 1993）。将某些类型的问题——分析、评估和综合——有效地结合在一起，以激化与 GD/SD 相关的高阶认知过程。分析性问题（AQs）通常鼓励来访者通过探索其问题的"组成部分"之间的关系来"解析"问题。评价性问题（EQs）探讨来访者对与他们的问题相关的各种因素所赋予的意义——通常可以引导来访者在新的定义下对问题进行"重新包装"。 然后，治疗师可以使用综合性问题（SQs）和总结（SS）来收集和链接新的材料，以便让来访者得出新的见解和结论。一些治疗师会说，这些举动都是为了建立一个新的内部叙述的更大动作的一部分——例如，*当我的伴侣和我结束关系时，我觉得没有人会再爱我，周围没有人关心我。现在我知道周围的人都很关心我，我和其他大多数人一样有机会找到与我心灵相通的伴侣。*

GD/SD 可能以不同的方式进行，但应遵循一个常用且有效的顺序（Overholser, 1993），其中咨询师应：

1. 提出分析性和评价性问题，以发现来访者当前没有意识到的相关信息，然后

2. 准确地倾听和反思，然后

3. 总结收集到的信息，最后

4. 提出综合性问题，并请来访者将新信息应用于他们原有的信念或思维模式中。

GD / SD 的双重性质源于这样一个事实：其典型问题既是开放式的又是方向性的：开放式问题邀请来访者扩展他们的观点，而方向性问题则在他们的表面之下进行探索。下面是与来访者布鲁斯进行的一系列治疗相关的对话，主要处理他被伴侣拒绝的问题，在对话中我们将展示 GD / SD 是如何应用的：

C1：（沮丧）我没有真正的朋友。

P1：（惊讶）是吗？那么，对你来说，真正的朋友是什么样的呢？（AQ）

C2：……可以一起出去玩……而且……可以互相说出自己真实的感受。

P2：你说你跟朋友一起去打过板球……他们怎么看待这些的？（EQ）

C3：你知道的，伙计们……很有趣，但那都是胡闹。

P3：你说他们只是在胡闹吗？（AQ）

C4：不……事实上，特里告诉我他和莫（Mo）分手的事——他说他很伤心……像我一样……事实上，我不是没有真正的朋友……我只是没有女朋友。

P4：这也是我们的目标之一：增加你与别人接触的机会，但我们也不应该忘记我们已经拥有的——比如一些好朋友。

作为对 P1 中分析性问题（AQ）"真正的朋友是什么样的"的回应，来访者在 C2 和 C3 的回答中定义了两个标准（分享感受和有趣），这个回应使咨询师可以对此在 P2 中提出一个评价性问题（EQ）：与这些朋友在一起有趣吗？和在 P3 中提出另一个 AQ：他们只是在胡闹吗？这些问题结合起来澄清了在 P4 中重申的目标：从"没有真正的朋友"的冰冷生活转变为"有一些好朋友但没有女朋友"的温暖生活。目前还不清楚这将导致什么结果，但通过观察实际的朋友，当前对话是关于更具体和实际的事项，而这些事项可以更容易地探索，并且反映来访者的隐性评价。来访者评估事物的方式在治疗中是一个"值得深入探讨"的领域，因为他们的评价常常退化为简单的"好"和"坏"之分，而重要的生活问题很少非黑即白。非黑即白的思维也是一种常见的认知扭曲（Burns, 1999），这是一种过度概括的变体，在 GD/SD 中经常被作为关注重点。第一次对话的主题是在随后的一次会谈上提出的：

C1：（讨论饮酒）我觉得酒精真的不适合我。我的朋友们可以喝得很开心……但我不想喝——而且它会扰乱我的睡眠……我为什么要喝呢？

P1：那么你认为是什么让你饮酒呢？（AQ）

C2：……害怕我不合群。我会被人叫窝囊废——虽然是开玩笑的，但是我很难接受。

P2：所以这是让你很难做出合理选择的原因吗？（EQ）

C3：我听起来像个窝囊废——不能勇敢地面对我的朋友，也不能做真实的自己！

P3：做你自己……听起来很重要。那是什么样的呢？（EQ）

C4：这让我想起我和布伦达（Brenda）出去约会的时候。她喜欢去剧院——我也喜欢。我们一起去看一场戏剧的时候，我的朋友们就在一边起哄——*他的女朋友叫他一起去剧院*。我可以拿这个当借口，这样我就不用说我喜欢看戏剧了。

P4：你有点被困在你的朋友、你的智识兴趣和你女朋友之间了（S）。这一切是如何结合在一起的？（SQ）

C5：我最终没有得到我想要的（P：是什么呢？）。我想要一个女朋友、文化生活和一些时间与我的伙伴共处（P：听起来很合理）。

咨询师在P1（是什么？）、P2（什么影响？）和P3（什么导致的？）中提出的分析性和评价性问题会激发来访者产生新的想法。

P4 中的总结和综述鼓励来访者采取重要的一步：清楚地表达他真正想要的是什么。我们注意到来访者对自己的探索正在他自己的推动下快速前进，所以他的一些连接思想——例如，从"做自己"到与布伦达的相处方式——都没有被提及。当我们进入最后的小插曲，重要的是要注意，频繁的总结有助于"保存"和组织正在展开的对话。帕德斯基（Padesky, 1993）认为缺乏总结往往是阻碍成功 GD/SD 的主要因素。 最后的对话显示了 GD / SD 如何进一步发展新的会谈方向并与之前的材料建立联系：

C1：（在之后的会谈中，他谈到了办公室里新来的一位女性）她似乎很想和人说话……因为她不像其他人那么时髦……我想她觉得我和她是一类人……可能有点同情我吧。

P1：你怎么看出来的？（AQ）

C2：你知道我的直觉一向很准的！

P2：好吧，这是你的感觉。有其他证据吗？（AQ）

C3：她邀请我参加一个自行车环保拉力赛……但我应该和朋友们一起去踢足球。想象一下告诉他们我在骑自行车！

P3：好吧，让我们来总结一下：有一位女性可能对你感兴趣。但她可能不符合你朋友的标准，你说你想做你自己——那么你的标准呢？首先，你喜欢骑自行车吗？（EQ）

C4：嗯……我年轻的时候曾经热衷于骑自行车……去青年旅社之类的。（P：环保呢？）以前没有参与过，但我对政治感兴趣，而且她看起来很可爱，符合我的标准。（笑）我想我会做我自己！

治疗师和来访者的任务在技术工作中是并行的。在 GD/SD 中，治疗师的问题经常与来访者的内部问题相契合（例如，C3 中来访者搜寻他的脑海，以寻找 P2 所要求的"证据"），而来访者在 C4 的总结与治疗师在 P3 的总结相匹配（用"骑自行车"这个角色链接了来访者过去和现在的生活）。

这些对话来自间隔数周的单独会谈，这强调了 GD/SD 通常需要时间来发展的事实。我们也可以看到来访者的发展问题始终贯穿其中——从青少年时期与同龄群体的"同一性"，进而进入青年时期的"亲密关系"（Erikson，1994［1959］）。咨询师需要耐心地实施 GD/SD，避免说服性过强；我们不是试图强行制造一个"大马士革时刻（人生转折点）"，而是试图抓住来访者头脑中的"主流风向"。有时用书面的方法巩固 GD/SD 是有帮助的。从仅仅在白板上写下一个负性思维并与来访者一起思考，到更正式的思维记录步骤都大有裨益（Padesky & Greenberger，1995）。思维记录可以强化 GD/SD 的结构，尤其是当记录的格式中包含 GD/SD 问题时效果更佳。思维记录似乎也模仿了正常和安全地解决问题的步骤（Wills, 2009）。修通负性思维的一个重要治疗原理是在大脑的情感和认知轨迹功能中实现和谐（Epstein, 1998; Le Doux, 1996）。正如德莱顿和尼南（Dryden & Neenan, 2004）所观察到的，认知变化需要在智力和情感上都

针对
负性思维的技术

具有说服力。因此，CB 治疗师需要像其他类型的治疗师一样，在来访者的情感和人际关系方面保持舒适。

GD/SD 和人际关系协调：如何引导？如何发现？

在我看来，GD/SD 本身在我假定的技术系列中占据了几个序列。我们可能期望看到帕德斯基（Padesky, 1993）和蒂斯代尔（Teasdale, 1996）的版本在"低干涉"一端，而埃利斯的版本（Ellis, 1973）在更有指导性的一端。帕德斯基（Padesky, 1993）认为，GD/SD 不应该试图改变想法，因此应该没有任何先入为主的方向。蒂斯代尔（Teasdale, 1996）认为，定向性认知干预可能侧重于关注命题和"理性"意义，而不是与更深刻的治疗变化相关的隐含意义和情感意义。然而，考虑到来访者的不同需求，似乎不太可能只有一种方法来实施 GD / SD。威尔斯（Wells, 1997）的观点更加务实，他认为非指导性的探索可能会比日常临床工作中所需要的时间更长。我们也认为在某些情况下，使用更有指导性的 GD / SD 可能更加合适。埃利斯认为，心理机能障碍是不"礼貌的"，其中的病理因素不会仅仅因为受到善意"邀请"就消失（Dryden, 1991）。在我接触的案例中，我发现被强烈的敌意和愤怒困扰的来访者经常将自己的愤怒视为正当的，因此可能对"低干涉"的 GD/SD 没有反应。一些 CB 理论家强调了埃皮克提图的影响，有趣的是，我们对埃皮克提图的对话的记录很少，主要是以劝诫的形式出现的——尽管它们实际上可能不是以这种方式进行的。谢尔曼（Sherman, 2005）还指出，埃皮克提图对于悲伤的讨论显示出一种不像有时我们想象的那样严肃的哲学。综上所述，最好是设想一个系列的 GD/SD 风格，以适应不同来访者的个性化需求。

贝克（Beck,1976）描述了他是如何在来访者报告对他和治疗过程的负性思维时发现了自动化思维的模式。如第 3 章所述，这种思维潜伏在治疗的正式内容之下。这些思维可能聚焦在治疗中出现的一些问题上，比如，当来访者感觉被治疗师或治疗结构所左右时（Beutler & Harwood, 2000），为了避免这种情况出现，因此使用"低干涉"措施治疗就显得尤为重要。然而，也有一些情况，当来访者报告说当他们在思考时，他希望治疗师能更直接地告诉他。来访者的表述是一个很好的指南，可以指导我们了解来访者的想法和信念在治疗关系中发挥了什么作用，但治疗师仍然需要技巧和勇气，通过使用即时性对话（Wills, 2008a）来探索他们和来访者之间正在发生的事情。这种 CBT 方法可以确保它以一种灵活和人际敏感的方式进行。

小建议　　　　建立一个流畅的 GD/SD 风格是 CBT 中的一项关键技能。像许多形式的技能学习一样，通过在你的 CB 治疗师 DNA 中"刻印"一个简单的 GD/SD 步骤的模板来训练自己是很有帮助的。一开始你会觉得这很机械，但最终它会与你自己的工作方式自然而然地融合在一起。你掌握的步骤越

针对
负性思维的技术

多，这些步骤就越自动化，你就会越感到"自由"，可以更巧妙、协调地使用这些技巧。GD/SD 的基本步骤如图 4.3 所示。如果你独自根据这个建议练习，想想最近你接触的一个来访者，他报告了一个负性自动化思维（NAT），然后想象你们之间会如何展开对话，再遍历框 A、B1、B2、C1、C2、D1、D2 和 E 的步骤。如果你在一个小组中进行练习，分配咨询师、来访者和观察者的角色，并尝试在 A 到 E 框中报告实际交流情况的对话（你将在本书的配套网站上找到图 4.3 的未填写版本，并可以打印出来用于练习）。

非指导性认知技术和干预措施

行为疗法和认知疗法结合成 CBT 本身就是一个有趣的故事（Rachman, 1997）。当班杜拉（Bandura, 1997）发展他的社会学习理论时，一个有用的步骤出现了。以前，行为主义的"紧身衣"限制了学习理论，而班杜拉（Bandura）通过他的"波波玩偶"实验最生动地表明，许多学习也可以通过观察来实现。虽然这种学习主要是针对观察他人行为的一种模拟效果，但它也揭示出了一个问题：人们如何通过观察周围的世界来学习。每个人都有过"啊哈"（恍然大悟）的时刻：当你看到或听到你以前见过或听过很多次的东西时，你会突然"顿悟"。 对我来说，最重要的触发因素往往是

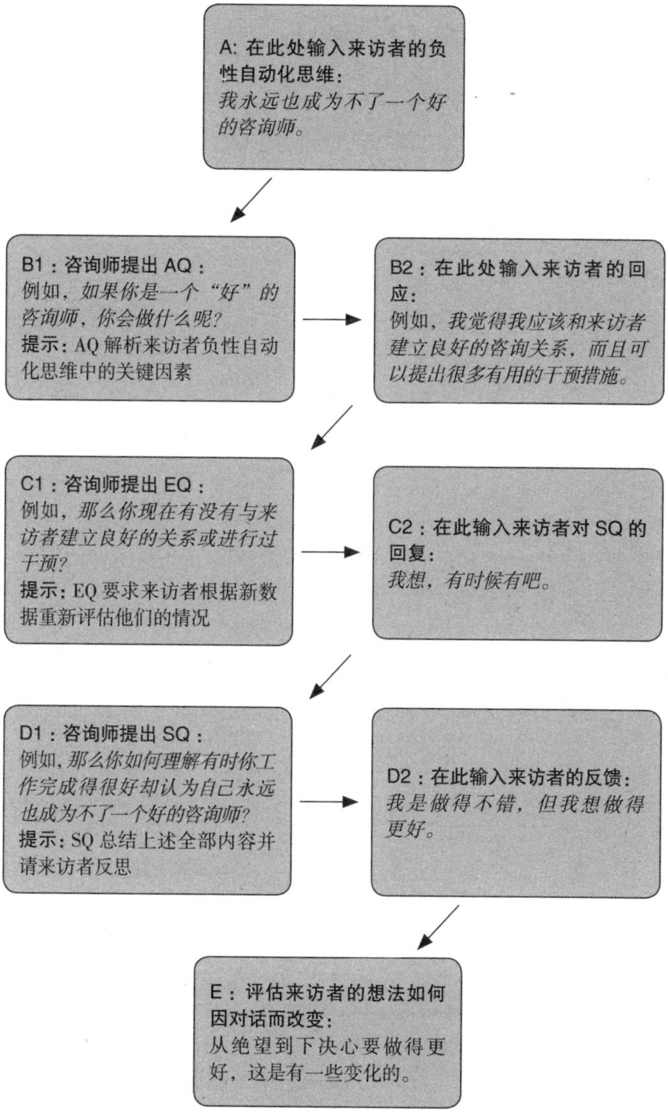

A: 在此处输入来访者的负性自动化思维:
我永远也成为不了一个好的咨询师。

B1:咨询师提出 AQ:
例如，如果你是一个"好"的咨询师，你会做什么呢？
提示:AQ 解析来访者负性自动化思维中的关键因素

B2:在此处输入来访者的回应:
例如，我觉得我应该和来访者建立良好的咨询关系，而且可以提出很多有用的干预措施。

C1:咨询师提出 EQ:
例如，那么你现在有没有与来访者建立良好的关系或进行过干预？
提示:EQ 要求来访者根据新数据重新评估他们的情况

C2:在此输入来访者对 SQ 的回复:
我想，有时候有吧。

D1:咨询师提出 SQ:
例如，那么你如何理解有时你工作完成得很好却认为自己永远也成为不了一个好的咨询师?
提示:SQ 总结上述全部内容并请来访者反思

D2:在此输入来访者的反馈:
我是做得不错，但我想做得更好。

E:评估来访者的想法如何因对话而改变:
从绝望到下决心要做得更好，这是有一些变化的。

图 4.3 GD/SD 流程图，练习建议

129

听觉——几句话就足以让我敞开心扉，倾听他人所言。

班杜拉（Bandura,1997）指出注意力和记忆力是观察性学习的关键步骤；我们需要足够的注意力，并将过去经验在记忆中保持，以此来启动跟随一个重要的学习和发展轨迹——也许是因为注意力和记忆力涉及思维的自然运动，而这种运动经常伴随着认知失调的体验。当大脑必须处理好几个相互矛盾的想法时，就会出现认知失调。我们的大脑发现，很难不把矛盾转化为某种一致性——因此认知失调往往会引发一个自然的变化过程。这个观点预示着我的意图是探讨一些想法：即这些过程如何遵循只依靠鼓励来访者去"观察"他们的负性思维，首先将这些想法写在白板或治疗笔记本上，然后通过使用正念和接纳中的练习来改善。这可能会促进来访者将"持有这种想法"的能力，作为"层次疗法"[1]（Mansell et al., 2013）中所描述的思维转变的先兆——这种观点正日益被视为将 CBT 转向"第三次浪潮"的潜在贡献者。曼塞尔（Mansell et al., 2013）提出，人的思维处于不断重组的状态，以便更好地理解环境中信号的多样性。当思维经历冲突（如不协调）时，这一过程就会加剧，通常会导致评估和处理问题的方法发生转变。

1　层次疗法（Method of levels, MOL）是一种基于知觉控制理论（Perceptual Control Theory, PCT）的心理治疗方法，PCT 的三大原则为控制（Control）、冲突（Conflict）及 Reorganisation（重组），MOL 治疗师主要通过帮助来访者将其意识提升到更高级别的感知层次，从而解决冲突并进行重组。——译者注

使用白板或治疗笔记本

CB 治疗师喜欢在治疗期间使用白板或活动挂图来写下和展示各种类型的个案概念化。我们也可以用治疗笔记本写下重要的事项，但我发现，与来访者一起"看"写在白板上的想法通常是很有帮助的。然而，一些咨询师认为白板很难用，因为在白板上写字总给他们一种在"教室"的感觉。这是一个有用的觉察，因为一些来访者会对教室或老师有不好的记忆，这可能确实会影响他们在会谈期间的反应。另一方面，我发现大多数来访者对使用白板的反馈良好，图 4.4 中引用了他们对白板上内容的一些有趣的想法。

> 这太荒谬了，不是吗？
> 有时当我说出一个负性想法时，我会想象你/我们在白板上把它写下来。
> 我想象我们把它写在白板上，然后思考我们会如何谈论它。
> 哦，不——我受不了那种想法——把它擦掉？
> 我能拿笔再写一条评论吗？
> 我能用手机拍张照片吗？只是为了提醒我。

图 4.4　来访者对白板上内容的反应

如图 4.4 所示，我的来访者最常见的反应是用手机拍下白板上的内容。这是一个有趣的反应，因为这正好与 CBT 的一个理念不谋而合：CBT 的一个巨大优势就是它可以作为一种"外带型疗法"——增加治疗的"泛化"——将治疗效果从会谈中转移到日常生活中。泛化是很难实现的，并且众所周知，会谈中提出的许多见解可能会因"遗忘"而丢失（Ivey et al., 2012）。手机照片可以让来访者从字面意义上"带走"他们在会谈中所获得的真知灼见，图 4.4 中的其他观点也表明了治疗效果的一个额外心理维度——通过想象自己和治疗师使用白板，来访者也带走了一些他们在会谈中得到支持的"感觉"，并且有一种"可以有效地管理和改善这些问题"的感觉。图 4.4 中的引文表明，白板在增强 CBT 学习方面具有相当大的潜力，如下面的例子所示：

> 梅是一个有社交焦虑的六年级学生。她的 A-level 科目之一是心理学，这可以帮助她很好地理解 CBT 的原理。她的社交焦虑有一部分是由于她的父亲对她期望过高，另一部分是由于她在之前的一所学校遭受的种族主义霸凌。她觉得自己一定要成为"班里的佼佼者"，不仅在学业上，而且在社会上也是如此。她必须机智、博学，无论在哪家公司都要给人留下深刻印象。当她预期社交情景时，她会感到持续的焦虑，更糟的是，当她身处其中时，除了社交焦虑，她还会变得抑郁。她曾在一篇文章中读到，CBT 是治疗社交焦虑症和抑郁症的"最佳疗法"，但她频繁地发现，认知重建让她感觉更糟，尽管她可以看到自己的负性自动化思维并不完全正确，但她仍然感觉很糟糕。这让她更加沮丧，因为她认为 CBT 是"她最后的希望"。因此，她所在学校的咨询员采用了巴洛等人（Barlow et al., 2011）描述的一种认知干预形式，即把替代的想法写在负性自动化思维的旁

边，并鼓励来访者将所有的想法都视为合理的。

在接下来的对话中，接受过 CBT 培训的学校咨询员将巴洛等人（Barlow et al.,2011）的认知方法与白板法结合使用，最终的白板展示如图 4.5 所示。

	我很有挑战性	
我很有条理	**我很无趣**	我很固执
	我很活跃	

图 4.5　梅的白板

P1：在课堂上讨论了政府的教育政策之后，你感觉非常糟糕（CL：是的）——是什么导致你感觉如此糟糕？

C1：我不知道什么是"自由学校（Free School）"。我以为这意味着你不用付钱，所以我问，这有什么不好呢？他们都嘲笑我，我觉得自己很愚蠢。

P2：让我们回到认知疗法上来——你当时在想些什么？

C2：我很无趣。

P3：好的（在白板上用红色写"我很无趣"）。所以你无趣是因为你误解了这次讨论的重点？在其他情况下，你怎么样呢？

C3：（想了一会儿）我很有挑战性。

P4：（有点惊讶于语气和内容的跳跃，在白板上用绿色写"我很有挑战性")关于这方面，你愿意多讲一讲吗？

C4：嗯，我不喜欢看到人们用一些懒惰的陈词滥调来逃避——比如关于老年人的笑话……（随着对话的进行，接着建立了另外三个自我陈述："我很有条理""我很固执"和"我很活跃"）。

P5：有意思——现在看起来是一幅更加丰富的画面了，你觉得怎么样？

C5：真的很神奇——因为看到我还有这些特质……做我自己感觉好多了……也平静多了！我要用手机把它拍下来！

之前对梅的认知干预主要集中在让她回顾关于自己的"证据"，比如她是否真的"无趣"，但这种方式经常演变成争论，梅似乎对自己的消极想法非常坚持。这种"低干涉"的干预绕过了争论，通过一条不同但更容易的路线达到了想要的目的。梅的白板上还出现了一张基于德莱顿和杨库拉（Dryden & Yankura, 1992）所阐述的图表，该图表显示，和所有人一样，梅也有一个大的"我"——一个由许多小的"我"，即多种多样的人格特质组成的整体人格描述。这是一种特别好的方式，可以向来访者说明不灵活的自我概念几乎总是让来访者低估自己整个人。在这里，梅的"我很无趣"的想法／信念被削弱了，因为它变成了另一个"小我"，而不是她的整个"大我"。图 4.5 以一种非常明显的方式展示了我们在这里一直探索的一种感觉，即促进来访者拥有以一种新的、"玩"的方式看待事物的体验。

允许脑海中有不同的想法

巴洛（Barlow）和波士顿焦虑及相关疾病中心（CARD）的研究人员开发了一种用于情绪障碍的跨诊断治疗方案，他们将这种方法描述为"情绪聚集"和"认知行为"（Barlow et al., 2011, p.17）。该方案是跨诊断的，因为它针对的是支撑不同类型情绪障碍的关键领域——特别是适应不良的情绪调节策略。就像以前的认知疗法和认知行为疗法一样，认知评估——"思维陷阱"——也被强调，但方式却截然不同：

> 与其他一些认知疗法不同，（我们的）重点……不是消除或抑制负性思维，而是用更具适应性或更现实的评估取而代之，增加认知灵活性，从而将其作为一种适应性情绪调节的策略。（Barlow et al., 2011, p.18）

我们也可以将这一策略运用到我们的工作中，鼓励来访者认识到，在任何特定的情况下，都有大量其他方面可以关注并赋予其意义。对许多来访者来说，思维的灵活性可能是一个更好的目标，因为正如前面提到的，他们经常使用有问题的方式来"固化"他们的思维，指导性过强的认知工作可能会加剧这方面的问题。当来访者变得过于自我批评，并因自己的问题责怪自己时，可能会出现另一个（可能是连带的）问题。任何认为他们的想法是"错误的""非理性的"或"歪曲的"的暗示，听起来都像是责备，可能会进一步引发负面情绪，从而阻碍积极地解决问题的行为。

因此，至少在一些来访者中，咨询师可以专注于展示负性思维、引发情境和情绪反应之间的联系，而不是通过寻找有关某个目标想法的证据来"质疑"负性思维。首先展示负面评价所起的作用，接着展示可能存在哪些思维陷阱，最后生成替代的想法或看待事物的方式。这实际上是为了向来访者表明，不同的视角可以共存。他们可以把这些视角视为看待事物的不同方式——事实上，这似乎是许多人的正常心态。这些替代方案可能包含更大或更小的真相，并对来访者的生活产生不同的影响。因为来访者自身的负性评价没有"受到攻击"，所以，不需要来访者抵抗，认知失调可能会自然而然地出现，让来访者去做其治疗工作。图 4.6 显示了一个包含这些想法的工作表。

说明：在上述任何一个框中输入你的负性自动化思维，然后将其他可能的看待问题的方式添加到其他框中。使用头脑风暴来提出尽可能多的其他"想法"——即使它们看起来有点荒谬。你也可以尝试将负性自动化思维放在不同的框中，也可以尝试使用不同的颜色进行实验（参见图 4.5 中梅的想法）。

图 4.6 共存想法工作表

注意负性思维

一种新的针对负性思维的方法在 CBT 中不断发展，随着咨询目标从认知修正向增加认知灵活性的转变产生了一个关键点——类似于 ACT 的关键目标——心理灵活性。这是 CBT "第三次浪潮"中的发展，这种方法试图避免压抑和逃避，而这两项在最近几十年里更是被直接地置于"被告席"上，因为它们在一定程度上会引发和维持心理问题。逃避和压抑通常是"瞎忙活"，它们带来的问题比解决的问题还多。上面的方法可以更好地描述为"让负性思维存在，看看它会做什么"——也许再次希望认知失调会自然地"起作用"。这可能会给读者留下"正念"的印象，我们当然知道，正念最近在认知行为治疗和心理治疗中得到了强有力的发展。正念被视为大多数 CBT "第三波浪潮"模型的关键要素（Hayes et al., 2004）。

在这里对正念做过多讨论超出了我的目的，但是 CBT 咨询师越来越需要考虑他们的个体治疗应该如何与他们团体 MBCT 经历联系起来。关于如何做到这一点，目前还没有权威的指导意见[1]，但许多 CBT 咨询师承认，这确实是他们正在尝试做的事情。我们也承认，关于正念治疗的有效性大多数真正令人信服的证据来自对团体 MBCT 的研究，但接下来我将描述我自己和其他咨询师将正念干预用于个体来访者的实践案例，包括三个主要来源：MBCT 实例、慈悲聚集疗法（Compassion-focused therapy, CFT）和来

1　伯迪克（Burdick, 2013）是一个很有前景的例子。

针对
负性思维的技术

访者验证方法(Leahy, 2001; Linehan, 1993)[1]。芬内尔(Fennell, 2004, p.1062) 认为, 应该将"关注的重点转移, 并遵循正念的核心信息的指导"引入 CBT 的个人治疗中, 这可能包括 MBCT 的实践, 特别是当会谈中遇到一些强烈的负面影响时:

> 法鲁克（Farouk）是一名年轻男子, 几年前在阿尔卑斯山度假时曾经历过强烈的恐慌情绪, 这种情绪经常复发, 并且随时都有可能发生——包括治疗期间。他通过正统的 CBT 方式并未找出具体的负性思维或触发因素。但他确实发现了一个较为泛化的负性思维, 它概括了他处在这些恐慌时候的感受:"最糟糕的事情发生了。"他对心灵训练感兴趣, 并询问尝试正念练习的相关问题。在咨询师家里的一次会谈中, 他突然陷入了恐慌之中, 经他同意, 咨询师尝试正念治疗, 并指示他将注意力集中在他的呼吸上, 并把他当下的想法看作漂浮在他脑海中的云朵。这可以帮助他在恐慌的海洋中"冲浪"。就在这个练习要结束的时候, 咨询师的女儿意外地从学校回来, 她没有意识到她的母亲"有一个来访者", 并且在治疗室里大声说了一系列不敬的话。咨询师出去告诉女儿这一情况, 回来时发现来访者笑得前仰后合。这种意想不

1　我也想说明, 除了 CBT 模型, 还有完全不同的正念治疗传统（参见 Hick & Bien, 2008 ）。

到的"注意焦点转移"在接下来的关于"注意力的变化是如何提高心理健康"的讨论中被证明是有益的。

治疗师可以建议个体来访者加入正念小组来支持他们的正念干预，这将对来访者很有帮助，现在很多地方都有这种小组。来访者也可以选择使用关于正念的自助书籍（Kabat-Zinn, 2012; Williams, Teasdale, Segal & Kabat-Zinn, 2007; Williams & Penman, 2011）。

针对个体来访者的正念治疗可以将治疗原则从基于团体的 MBCT 中转移出来——例如，最好从正念的体验开始，把正统的 CBT 策略放在一边，也不先告知治疗原理——因为这可能会预先形成经验，这正是我们试图摆脱的机制。与基于团体的 MBCT 一样，可能会花费大量的时间来回顾体验——这一过程在津德尔·西格尔（Zindel Segal）的 DVD 中得到了很好的说明，该 DVD 展示了一个正在进行团体治疗的正念小组（Segal, 2009）。威廉姆斯和彭曼（Williams & Penman, 2011）认为，意念沉思的活动可以很好地与对声音的专注联系起来，因为在某种意义上，想法就像一个人头脑中的声音，这可以作为促进对思想的专注练习后与来访者对话的一个起点。利用正念注意治疗抑郁性沉思的一个例子如下：

比山（Bishan）罹患抑郁症并伴有思维反刍。他觉得自己陷入了两段关系之间，感觉自己无法忠于其中任何一个。他的咨询师给他介绍了一些基本的正念练习，看看他是否能以一种不同的方式来处理这种情况的思维反刍。他开始时练习得很好，但忽然发现他有一个闯入性思维——我真是个混蛋。

C1：当我一个人在家时这就会发生，我一直有这样的想法，我真是个混蛋，我真是个混蛋——就像一首挽歌在我脑海里不停地单曲循环。

P1：有没有可能对自己说，我只是觉得自己是个混蛋，这只是个想法，不是事实？（把想法写在白板上。）

C2：（沉默了一段时间后）能管用一会儿，但之后又回来了……

P2：好吧，这就是大脑的功能，思维会来回游荡，但我们可以学会一种方法让想法来来去去，再回到呼吸上……

C3：（沉默了一段时间后，他突然笑了）这真是个胡扯的想法，不是吗？

P3：（也笑了）是啊，你觉得自己是个混蛋这个想法就是胡扯。

C4：（一段时间的安静之后）好吧，这些想法又回来了……但我可以让它们随心而去……又回来了……（又一阵沉默）……还有别的东西——我听到的那些话语和声音让我想起了我讨厌的人……一个现实中的人……那人和我一起打板球……他是个真正的恶霸……是整个队伍里的刺头，但我们都很害怕，也不敢说什么……

在这里，正念练习似乎对比山有帮助，因为它提供了一种不同的方式来处理他的思维反刍。有趣的是，当他让这个想法消失的时候，其他更具反思性的认知活动也被释放出来，事实上，这段思维在不断地发展。意识到反思性的自我批评就像一个恶霸，比山可以接受这样一个想法：他也许可以学着对自己更友善、更有同情心。

发展自我同情心

保罗·吉尔伯特（Paul Gilbert, 2009a，2010）提出了一个惊人的建议：除非来访者能够将"同情思维"应用于他们的处境，否则一般的治疗，尤其是认知干预，不太可能取得良好的效果。这也许可以解释为什么认知干预，即使是那些在 CB 治疗师看来有价值的干预，在某些来访者身上也可能完全没有效果；即使在咨询师充满感情地传达信息的时候，在来访者的脑海里，这些信息也是枯燥甚至不友善的。吉尔伯特（Gilbert, 2010, pp.6-7）描述了他是如何逐渐得出这个观点的：

> 20 多年前，我探究了为什么"替代思维"不是那么有帮助。这表明，这种情绪的基调，以及来访者在他们头脑中"听到"替代思维的方式往往是分析性的、冷漠的、超然的，甚至是咄咄逼人的。例如"感觉自己很失败"的替代思维是"看，证据不支持这种消极的观点，想想上周你取得了多少成就！"这种替代思维被来访者用带

> 有攻击性且不耐烦的语气和用和善且温暖的语气说给自
> 己听时会产生截然不同的效果……很明显，我们需要更
> 多地关注替代思维所带来的感受，而不仅仅是内容——
> 事实上，过度关注内容往往是没有帮助的。

论证自我同情心是否有用看起来是在陈述显而易见的事实，说同
情是无关紧要的是没有说服力的，但是很明显，要想弄清楚我们
如何将这种见解应用于治疗中将更为复杂。将同情心视为一个技
术性的问题肯定对这个概念失之偏颇。但是我们在某个阶段必
须考虑它如何能够作为一种可以被复制的技术供治疗师学习并
使用——可能被广泛地理解为，在干预时我们组织词句的方式、
表达这些话语的方式，以及一种我们自己的内在过程的运行方式。
在分析了 CFT 的练习之后（Gilbert, 2009a, 2010），在我看来，
它们中的大多数与标准的认知疗法非常相似，但是可能是用更温
和、更友善的语言再现的。例如，想象一下，埃利斯（Ellis, 1973,
p.113）对一个来访者说了他关于"争论性完美主义思维"的比喻：

> 这个该死的世界上的每个人都应该对我很好，一定要记
> 得给我打电话……

吉尔伯特（Gilbert, 2009a, p.296）试图用更亲切、更温暖的词
语来表达同样的认知主题，以便来访者寻求自助。

> 要将"别人应该永远不让我失望"或者"别人应该永远
> 不忘记我"这种规则变成自己生活的原则吗？我有将这
> 些规则解释给别人听吗？如果没有的话，他们会接受

吗？好吧，也许不会，实际上，假如让我坦诚地说，这些规则并不是强迫人们遵守的那种非常合理的规则。

有趣的是，在吉尔伯特的一本书（Gilbert, 2009a）的封面上，克里斯汀·内夫（Kristin Neff）对他的工作表示赞同，她指出吉尔伯特的想法很务实，让人觉得自己"正在客厅里喝着热茶聊天"。这可能会让读者想起我在第3章中讨论过的"和布隆在壁炉边的谈话"治疗模式的情景，也可能会想起霍布森（Hobson, 1985）对"谈话治疗"的描述。当然，我们应该承认，永远不会只有一种治疗模式，"不同的人"需要"不同的抚慰"，但对许多来访者来说，温暖、共情和亲切肯定会大有帮助。我们总结了在与治疗师 - 来访者对话中如何调动同情心，并就对话是如何展开的进行了一些反思：

> C1：……（描述他是如何在度假出租公寓里安装烟雾报警器的）我只是觉得自己太没用了。
>
> P1：你爸爸有没有帮你？
>
> C2：有，他是个一流的机械师，什么东西都能修，他教过我，但我永远也做不到像他做得那么好，我让他失望了，虽然他什么也没说，但我就是觉得他认为我没用……
>
> P2：这些听起来像是一段影响深远的经历……它们现在还会影响你吗？
>
> C3：关于这一点我做了思维记录，当我看着这些负性

思维时，我对自己说，这些想法真的给了我一个很好的教训……在积极的证据栏里，我可以写下我很擅长这些那些……我确实感觉好多了，但有些东西仍然让我很难受，就像胃里被这种类似的情形狠狠地"踢"了一下的感觉。

P3：以富有同情心的声音来聆听这些替代思维似乎很重要……

C4：这倒是个有趣的观点……我的妻子对佛教很感兴趣，她一直在告诉我关于慈爱的事情……你知道，"让慈爱进入我心中……"

在这一点上，咨询师和来访者决定尝试一个实验，来验证他们是否可以将这两种方式结合，共同作用于负性思维。首先，他们坐在一起思考"不被重要他人认可"的问题。接着，他们进行冥想，并把慈爱之心带进自己的内心，然后继续冥想"自己没有用"这个问题。这位来访者现在报告说，他感觉自己的"心变软了"。他再一次看了看他的思维记录，以及他最初的负性自动化思维（"我真是太没用了"）和他的替代思维（"我不擅长一些手工任务，比如修理汽车，但我会其他技能——打字，以及非常擅长其他技能——比如计算机编程）之间的关系，如下列对话所示：

C1：当我看到这两种思维时，我发现负性自动化思维是严厉的、指名叫姓的，但引人注目，而另一种思维是准确的，但却——我讨厌这么说——枯燥乏味……

P1：所以负性自动化思维吸引了你的注意力（C：是的）……但这有点像街头小报的头条新闻……简单——甚至可以说过于简化了……

C2：（笑着在白板上写下这样的小标题）没用的马克——他永远也学不会吗？

P2：是的，他们付给那些头条新闻的作者一大笔钱，因为……

C3：他们把报纸卖给赌徒……数量远远超过"优质"报纸……

这段对话发生在最后一次 CBT 会谈中，是对来访者有帮助的内容的回顾以及他今后如何保持跟进。这位来访者对 CBT 模型进行了流畅的运用，作为一个来访者，他所体验到的积极性很明显，因为他帮助他的从业者——一位经验丰富的治疗师——看到了他以前没有完全理解过的 CBT 工作的某些方面。这一新的见解扭转了这样一个事实，即负性自动化思维可以有一些引人注目的，甚至是"性感"的东西，而这些东西很少与他们相反的替代思维相匹配。鉴于认知行为模式"第三次浪潮"的发展，从业者一直在思考认知重建在认知行为治疗中的作用。因此，咨询师立即对这种新的见解产生了兴趣，这种见解解释了为什么认知重建有时有效，但有时无效。因此，他很快就了解了来访者的想法，并在 P1 和 P2 处添加了一个隐喻（"街头小报的头条新闻"）——来访者跟着这个隐喻一起，产生了一个关于他自己的具有讽刺意味的小报头条——"没用的马克——他永远也学不会吗？"这个比喻可能是保罗·吉尔伯特关于同情心的比喻的一个更现实的版本，但在某种意义上，负性自动化思维就像小报标题：它的意义很小（如果是这样的话！），但它很有说服力，可以与粗心的读者"达成协议"。正如谚语所说的，魔鬼往往拥有最好的曲调。"低干涉"认知干预的趋势似乎越来越明显；参见曼塞尔等人（Mansell et al., 2013）关于"层次疗法"的有趣观点。但是，如果"强势"确实在负性自动化思维产生负面影响的方式中发挥了作用，那么我们还需要研究更有指导性和审议性的方法，以及它们的强度如何在认知变化中发挥作用。

帮助意识发挥作用：指导性和审议性的认知改变

从某种意义上说，这一节的方法是"面质"负性思维，停下来想一想这到底意味着什么是有价值的。在讨论更加非指导性的一端时，我们强调了不要过度直接对抗负性思维，因为这有时似乎会让负性思维更加根深蒂固。"面质"一词的真正含义是"面对面地对质"，人们可能还会加上"没有必要等来访者同意才这样做"；面质不在于指出来访者做错了什么，而在于客观地反映矛盾。可以证明这种策略是合理的情况是，当一个问题被回避时，或者当思维被困在某个旧的轨道上时，来访者可能需要被强制转向其他轨道。负性思维看起来像是一个不受欢迎的亲戚，他总是出现并"喋喋不休"地道出一些人们不是很想听的事情。有时，解决这个问题的唯一方法就是强行指出你是如何体验对方的——而这并不总是受欢迎的。我发现过度愤怒的来访者可能会以这种方式进入咨询，我们不得不考虑是否要利用咨询时间来反复缓解这些同样的愤怒，事实上，有证据表明，这样大多数时间反而会强化功能失调的愤怒（Lilienfield,2007）。当出现一系列需要"抄近道跨过"的负性思维时，这可以视为考虑使用"指导性"认知方法的标志（我更喜欢用与 CBT 相关的"指示性"一词，参见 Wills & Sanders, 2013, pp.30-31）。另一个标志是，我们使用了一些更注重觉察和自我接纳的方法，但没有成功。最后，在第 6 章关于 CBT 中处理情绪的论证中，我们提出，来访者经常需要在情绪自我和认知自我之间重新建立更好的平衡（Epstein, 1998）。在重压之下，来访者可能会被负面情绪的"洪水"所淹没，此时我们可能就需要采取更审慎的方法来帮助他们，让迷失方向的认知"平衡器"再次发挥作用。在这方面，包含帮助来访者记下事情的技术可能特别有用。这些一般性的考虑还需要与我们合作的来访者的个人风格的经验进行权衡。如果我们遵循这样的策略，即从非指导性的一端开始，并在必要时转向更有指导性的一端，那么，我们总是会有一些这方面的知识来为使用更有指导性的方法打下基础。我个人会评估这样一个事实，即我现在最常用的策略是最初采用非指导性的方法进行认知干预，并且只在必要时才转向更有指导性的风格，因为我的工作方式已经受到CBT "第三次浪潮" 方法的影响，这对我和我的来访者是有益的。

运用审议性认知策略：思维记录和 "认知解离" 技术

多年来，许多 CB 治疗师似乎对认知重建的使用变得更加保守——我认为，主要是因为它起反作用的使用体验比积极使用所带来的良性体验更能给人留下深刻的印象——认知重建本身就可能导致某种形式的认知扭曲。然而，使用认知重建时的许多负面体验可能主要是源于过早使用，谨记这点很重要。认知重建由三个步骤组成：识别思维，评估思维，以及最终做出反应（Beck，2011）。不幸的是，有时候很容易过快地完成这些步骤。过度说服可能是 CB 治疗师的一个典型问题，因为他们很容易忘记，对他们来说熟悉的讨论模式可能对来访者来说并不熟悉。CB 治疗师拥有丰富的知识，这些知识让我们经常能够敏锐地了解，例如，一个社交焦虑的来访者可能在想什么，有时我们可能会产生一种冲动，想要基于这样一种概念化发起一种 "自作聪明的" 干预。正如我在本书的第一版中所说的，"在认识到通用个案概念化效用的同时，治疗师还需要非常仔细地倾听作为通用主题的变体：每个来访者个人真实的和特殊的想法"（Wills，2008a，p.56）。仔细聆听和善用咨询技巧（Inskipp，1996）可以成为一种更温和的方式来完成与负性自动化思维面质的工作。无处不在的白板可以再次被运用到治疗工作中，从而绘制出看似相互关联的思维、情感和行为的恶性循环模式。治疗师可以鼓励来访者在他们的治疗笔记本中简单地记录自己的想法和感受，如下面的建议所记录的那样，记录听到他人的负性自动化思维的例子——有时听到别人说比自己意识到容易得多！

小建议　　　　实地任务：许多来访者告诉我，一旦他们意识到
　　　　　　　负性思维的概念，他们经常会听到别人说出来：
尤其是那些在家庭和工作中与他们关系密切的人。最初在别人身上听到这样的想法可能比在自己身上意识到更容易。倾听自己的声音是一种新的洞察力，这种洞察力可能会在之后慢慢被培养出。对一些人来说，通过记录日常生活中偶然听到的负性自动化思维，可以加速培养这种非常有价值的额外洞察力。来访者可以定期问自己："我有过这样的想法吗？"你可以把它作为一个实地任务来做。

另一种找寻挑战认知的正确区域和时间的方法是确保我们的目标是一个情感显著区域。人们有很多消极想法，但并非所有的想法都会对你产生显著影响。以下是一位年轻来访者与一位青年 CBT 工作者之间的对话，展示了如何允许来访者"从情绪出发说话"，以及使用信念评级，可以帮助我们实现情绪上的重大改变：

P1：你在接到你爸爸的电话之后感到很难过，你们说了什么？

C1：基本上就是他打电话来提醒我别忘了给奶奶买一张生日贺卡。

P2：对此你有什么感受呢？

C2：我感觉很生气——你知道，就像他认为我可能会忘记一样。我从来都没有忘！为什么他觉得我这次可能会忘记？

P3：你对此有什么看法？为什么他看起来会这样想呢？

C3：他不信任我……或者不再好好帮助我了（看起来非常沮丧）。

P4：你现在感觉怎么样？从这里讲的话（指内心）。

C4：伤心，伤心……有一些失落，你知道，那个和蔼可亲的他永远都不会回来了。

（过了一会儿）

P5：所以现在似乎有两种情绪：愤怒和悲伤。我们可以一个接一个地往下看，看看它们背后所隐含的意义是什么？首先是愤怒，如果100%代表你最愤怒，你如何给你当时的感觉评级呢？

C5：也不是太糟糕，可能40%吧，我已经习惯他这样了，你知道的。

P6：当时你的想法看起来是"他认为我会忘记奶奶的生日"，是这样吗？

C6：是的，但我并不是真的相信，这只是他干涉我生活的方式而已。

P7：那么按100%来打分的话，你现在有多相信这个想法？

C7：不算很相信——我觉得大概30%吧。

咨询师和来访者继续确认，发现悲伤评级高达80%，对于"他不再信任我或者帮助我——我很想念那个和蔼可亲的他"的想法，其信念评级为90%（图4.7）。这表明悲伤的想法和感觉对来访者更有意义，可能应该优先解决。

想法：	情绪：
他认为我会忘记奶奶的生日（30%）	愤怒（40%）
他不再信任我或帮助我——我想念那个和蔼可亲的他（90%）	悲伤（80%）

图 4.7　想法 / 情绪评级

治疗师不应该期望负性思维的识别总能顺利进行。可能会出现各种各样的问题，这需要治疗师的耐心和创造力。如果来访者难以将想法和感受联系起来，那么治疗师可能更需要放慢节奏进行，并采取更具教育意义的方式。此类问题、其他问题及其可用的解决方案见表4.1。

表 4.1　识别负性思维的问题和解决方案

针对负性思维工作时可能产生的问题	可用的解决方案
来访者将情绪和思维混淆： 如，我觉得我可能会考试不及格	用正确的术语向来访者反映："所以你认为你会考试不及格，我想你会因此感到焦虑？"当来访者把负性自动化思维放在正确的方向上时，再回到术语上的困难。
来访者无法识别引起痛苦的明确想法： 如，"我独自一人，我只是开始感到有些焦虑，我似乎没有任何想法。"	用一套理论解释来回应，问来访者哪一种理论看起来最接近他的经验。当人们感到焦虑时，他们常常担心会发生不好的事情。你想起什么了吗？
来访者的负性思维是一种"扩音器声明"："当我的车出故障时，我想，'这是我会遇到的典型情况'。"	反问并试探："所以你认为你的坏运气很典型？好像命运对你不公，是这样吗？"
来访者的负性思维是以一个问题的形式出现的： "为什么总是我被排挤？"	指出这个问题可能会掩盖一个负性思维，然后问，如果是这样的话，这个问题的"负性答案"是什么。
来访者的负性思维隐藏在其他材料（他所说的其他事情）中： "我在想我的工作进展如何"（与情绪低落有关）。	通过问"你情绪低落是否意味着你担心你的工作不顺利？"将思维和情感联系起来。
来访者无法识别与负性思维相关的负性情绪："我只是觉得恶心。"	根据来访者的词汇，相信随着治疗的推进，可能会出现更精确的感觉描述。
来访者无法给所体验到的情绪评级。	使用类比量表。

评估负性思维有三种有效方法：首先，使用 GD/SD 来探究它们（参见前面 pp.121-125 的对话），测试认知扭曲（参见本书配套网站的第 4 章项目）和测试负性自动化思维的有效性和实用性

（参见本书配套网站）。对思维的识别和评价，以及对它们的重构，都被纳入思维记录方法中——见本章后面的内容。

使用认知解离

海斯等人（Hayes et al., 2004）为处理负性思维增加了一个重要的新概念工具——认知解离[1]。认知解离不像更为正统的 CBT 那样针对负性思维的语言内容，也不像受到正念策略或注意力方法策略影响的 CBT 探索来访者处理这些内容的方式，认知解离主要是以破坏语言结构本身的无用方面为基础的。继 B.F. 斯金纳（B. F. Skinner, 1957）之后，海斯也对语言的行为分析有着长久的兴趣，尽管在埃利斯对语言本质的推测和他对 "e-prime（一种省略 be 动词的英语表达方式）" 概念的探索（Ellis, 2000）前可能也有一些先行者。简单地说，认知解离的作用在于改变语言的语境，例如，可以鼓励来访者试着用轻松的曲调唱出沉重消极思想的歌词。一位患有强迫症（Obsessive Compulsive Disorder, OCD）的老年来访者，他的症状是当他在电视上看足球比赛时，他必须写下所有球员的名字。不幸的是，不止于此——他习惯性地把名单扩大到他以前看过的所有比赛，那些比赛的结果，评论员……广告……无穷无尽……他最终被说服去唱

---

1 应该指出的是，一些 ACT 治疗师认为，认知解离之类的方法应该在很大程度上取代认知重建的方法。

针对
负性思维的技术

歌，从"我必须把所有球员的名字写下来……哒噔哒噔哒噔噔噔"，转调到"永远关注生活的光明面"。这让他觉得很有趣，也似乎帮助他把这些负性思维放在一边。通过一个强迫症的例子来说明认知解离是恰当的，因为从最早的 CBT 模型开始，人们就认识到了使用认知重建治疗强迫症的局限性。这可能是因为强迫症患者倾向于"过度思考"，而某些类型的认知干预会放大这种倾向。对强迫症进行认知干预的范围越来越广（Wells，2009），这证明了 CBT 方法的复杂性在不断提高。

使用元认知干预

艾德里安·威尔斯（Adrian Wells，2009）的元认知（指人对自己的认知过程的认知）模型研究了"积极的"元认知信念，比如"如果我不检查我所做的每一件事，我就会犯很多不可原谅的错误"，这些信念在维持强迫症症状方面往往起到关键作用。在这个模型中，出发点通常是一个已识别的负性自动化思维，例如"我可能已经造成伤害"，但不是通过探索这个想法来评估它或直接挑战它，威尔斯建立了模板来概念化问题，以便使来访者明确基础元认知信念的维护作用，然后将改变技术应用于元认知信念上，而不是原始的负性自动化思维。

用思维记录进行认知重建

事实上，CBT 实践中使用了各种各样的思维记录（Wills，

表 4.2 七列思维记录：工作实例

诱发事件	情绪	负性自动化思维	支持负性自动化思维的证据	反对负性自动化思维的证据	替代适应性思维	结果
取款机取出的现金上有血迹	焦虑程度80%	我必须洗手。我必须换衣服。	不卫生。	没有感染能这样轻易传播。这种情况可能也比较普遍。	我应该理智一点：这种风险是可以忽略不计的。	焦虑程度60%
取款机取出的现金上有血迹	焦虑程度80%	我手上沾了危险的细菌。我可能会害死自己和丈夫。	细菌无处不在。	只有限的菌种很危险。血液感染并不那么难对付。	我手上也许沾了细菌，但是它们应该都无害。	焦虑程度30%没有洗手和/或换衣服。

针对
负性思维的技术

表4.3 在评估及回应负性思维时的可能遇到的问题与解决方案

问题	解决方案
问题及证据（第四列和第五列） 强烈的负面生活事件。	专注于共情倾听。识别能让问题变得更加严重的想法。并建议回顾这些想法可能会有用处。
证据的数量有利于负性思维。证据的质量有利于负性思维。	讨论证据的平衡。如果证据的数量或质量都趋向于负性思维，建议作出"公平裁决"。
来访者发现很难评价一个消极的想法，因为认为它是真实的（负性思维的证据更有说服力或可信）。	使用信念等级。任何低于100%的都意味着可以保持一定程度的怀疑。
替代适应性思维的问题（第六列） 来访者将另一种想法描述为理智而非情感信念（头脑而非心灵）。	回到整个系列。检查负性自动化思维和替代方案的准确措辞。重新检查证据的质量。同时检查证据的时间，实需要更长的时间，可能需要一些时间才能"应用"。
来访者可能说类似于"是的（我知道我不是一个失败者），但是……"。	找出"但是"，通常是由于一些未说出口的恐惧，甚至是元认知信念，如"如果我不担心这一点，我会自满"。
最终结果可能产生的问题（第七列） 来访者报告负性情绪并没有得到改善。	讨论随着时间的推移使用该方法的必要性。写一篇评论，谈谈下次会有什么不同。如果来访者有不同，那么考虑将重点转移到认知过程而不是内容上。

2008a）。表 4.2 展示了一个通用的思维记录，它可以作为最终步骤，使咨询师能够从已经描述的许多方法中收集素材。表中的思维记录显示了一个来访者的工作实例，但首次尝试使用它被证明并不是十分有效的。第一次尝试显示在第一行（斜体）。第二行（不是斜体）表示更成功的尝试。在本书的配套网站上发布的深入讨论中提供了对这两种尝试所涉及的工作的讨论，这代表了一套处理一般思维记录的指导方针。

读者应该注意到，思维记录表格的前三列基本上提供了一种格式，用于记录来访者的资料，其中包含发生在会谈期间的关键负性思维和感受。其他四列用于收集对前三列中确定的负性思维的评估、回应和挑战的材料。表 4.3 总结了评估及回应负性思维时可能遇到的问题与解决方案。

结论

在本章的开头，我描述了 CBT 时代的变迁，这一主题在改变模型中修正负性思维方法的本质上尤其明显，越来越清楚的是，各种方法都在鼓励来访者将重点放在对此类思维的觉察上（希望觉察本身会刺激认知变化），以及在何种程度上向来访者提供指导以实现这种变化。我为咨询师使用从非指导性到更有指导性的一系列认知干预方法的效用提供了一个案例，并建议咨询师们从非指导性方法那一端开始，并在必要时朝着更有指导性的一端前进。我希望这一系列方法的效用可以通过 CBT 的方法和过程研究得到检验，这是咨询师的基本知识技能的一部分，但在 CBT 文献中却鲜有研究，因为这些一直被结果研究所主导。然而，作为一名咨询师和督导师，我的经验告诉我，给新手咨询师最好的建议就是将最初的重点放在培养良好的倾听技术上（Inskipp，1996），并且先较为良好地掌握在非指导性的认知干预方法一端的技术，当他们变得更有经验时，再转向更有指导性的一端。经验丰富的咨询师可以使用干预方法的"连续体"来评估他们在系列中不同点的能力，以巩固他们感到自信的技术，并对他们感到不太擅长的技术进行培养、提升。

将现在发展 CBT 实践所涉及的所有主要技术要素整合到一个章节中是一个挑战。然而，令我欣慰的是，现代出版技术允许存放备份材料在本书的配套网站上；我希望读者可以放心，一个连续的技能发展模型表明，他们不需要一次性学习所有的东西，但可以规划一个合情合理的学习过程。

推荐阅读

Beck，J.（2011）*Cognitive behavior therapy: basics and beyond.* New York: Guilford.

Ciarocchi, J.V., & Bailey, A. (2009) *A CBT practitioner's guide to ACT*. Oakland, CA: New Harbinger.

Leahy, R.L. (2003) *Cognitive therapy techniques*: a practitioner's guide. New York: Guilford.

Wells, A. (2009) *Metacognitive therapy for anxiety and depression*. Chichester: Wiley.

针对
负性思维的技术

改变
行为的
技术

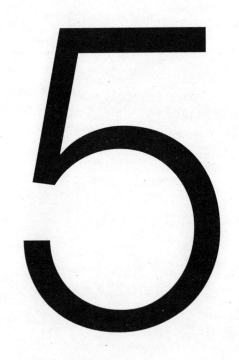

成功使他们振奋；他们强大，因为他们认为自己强大。

——维吉尔，《埃涅阿斯纪》第五章，第 231 节

引论

当我们说人们"光说不练"时，我们的意思是他们没有把自己的漂亮言辞和漂亮行动联系起来——光说不做是很容易的。在治疗过程中，我们会说很多精辟而有见地的话，但我们也有责任帮助我们的来访者思考如何加强对行动的态度的改变。行为导向疗法已经发展了近百年，如果它不能为我们提供一些有用的技术来改变有问题的行为，那么将是令人惊讶的。

这一章着重于描述帮助来访者改变行为的两个关键技术：第一，帮助抑郁的来访者变得行为活跃；第二，帮助有焦虑问题的来访者能够面对令他们恐惧的情况。我们认为，在改变行为的同时，思维也会随即改变，我也赞同贯穿全书的主题，即大多数治疗活动为人际关系和情绪的改变提供了机会。人际关系行为的改变——比如自信的增强——也可以直接作为目标。我们首先考虑如何从行为的角度来理解来访者和他们的情况，并帮助他们提高

对自己行为方式的认识。与其他方法章节一样，我提倡从提高行为意识这一相对非指导性的活动开始，一直到采取更积极的方法帮助来访者将行为意识转变为建立特定的新行为。

帮助来访者建立行为意识

我们以两位来访者的案例来开始本小节内容，这两位来访者都需要他人帮助来改变他们有问题的行为。

马修（Matthew）长期患有抑郁症，有时还伴有躁狂发作。他本来有一份好工作，但最后不得不放弃。他整天读书，独自一人散步。他与妻子、孩子和朋友的关系越来越疏远。

克劳德特（Claudette）在社交场合非常焦虑。她找了一份新工作，但是适应新办公室的压力把她逼到了疲于应付的边缘。在去参加一个办公室聚会之前，她在厕所里躲了将近一个小时。然后她慢慢地穿过房间（这样人们就会注意到她来过了），但在拿起外套回家之前，她又回到了厕所。

遭受情感或身体痛苦的人有时会做出强化他们问题的行为。马修失去了采取许多积极社会行为的能力，这导致了他孤立、抑郁性思维反刍和更加抑郁的恶性循环。打破这一循环的一个好办法是让他以更积极的社交方式行事。克劳德特避免社交的策略只会让她更加焦虑。具有讽刺意味的是，这可能反而使她的自我意识行为在其他人面前变得更加明显。她也需要以更自信、更主动的方式打破这种循环。

小建议　　　　你能想到像马修和克劳德特这样的来访者或熟人吗？试着定义他们有问题的具体行为。如果他们的情况有所好转，这些行为会如何开始改变呢？如果你想到的来访者或熟人确实开始做出这些行为上的改变，这会如何影响他们对自己、他人和世界的信念呢？

在过去，行为主义者被指责对治疗持冷漠、机械的观点。然而，近年来，他们提高了对来访者的人际敏感性，并在治疗过程中为人际关系的改变提供了机会（Tsai et al., 2009）。然而，这种只把可观察到的行为作为治疗重点的行为倾向，可能给这种方法的作用人为地设置了一个上限。人们认识到，除了可观察到的外部行为，还有思考和记忆等"内部行为"，这是一项重大突破。这使人们对可以被定义为行为诱因和反应的因素打开了一个更广阔的视角。例如，克劳德特认为"人们觉得我很无聊"，这种想法加剧了她的焦虑。通过内部行为的概念，行为主义治疗师可以对行为诱因和反应有更丰富的理解。他们可以意识到人们对这些诱因和反应进行了评估。例如，一个人视为奖励的东西，另一个人可能不会。这些突破在行为主义者和新兴的"认知革命"之间建立了强大的联盟（Rachman, 1997）。在认知方面，贝克（Beck, 1970a）和埃利斯（Dryden, 2006）强调了针对行为的工作的重要性。例如，他们意识到，积极的行为可能对自我效能信念产生积极的影响，比如"我可以在对我重要的事情上采取有效的行动"和"我不只是被动地接受事情"。由于与来访者情境相关的大多数行为都集中在与他人的关系上，这一事实凸显出了人际关系的另一个维度。治疗关系也可以被视为一个关键领域，在其中可以对新的和有益的行为进行排练和检验（Tsai et al., 2009）。

行为导向疗法始于近一个世纪前华生和雷纳（Watson & Rayner, 1920）、巴甫洛夫（Pavlov, 1927）和斯金纳（Skinner, 1965）的研究成果。现在认为，他们所探索的现象比最初的概念更为复杂（Ramnero & Torneke, 2008）。然而，他们的理论，作为行为改变的关键领域的路标仍然至关重要。巴甫洛夫和华生都研究行为的"前因"（"之前发生了什么"）：他们表明，一个人可以通过操纵环境条件来触发特定的行为反应，从而改变一个人的行为方式。另一方面，斯金纳则更加强调行为的"后果"（"之后发生了什么"），这种后果可能会强化也可能不会强化行为。因此，它或多或少可能再次发生。最近，行为疗法的一个主要研究方向是认识到简单的社会强化的力量，如微笑、积极的关注和赞扬——这些都是人际关系的基本构建模块（Spiegler & Guevremont,

2009）。CBT 从业者关注的是人的遭遇，他们可以利用对社会强化的理解来指出奖励人际因素，比如注意力、积极的关注和内在的个人满足感，这些都是强化理论的例子，这些理论有助于治疗效果的提升。

从行为的角度来分析来访者的处境

由于在大多数学习形式中起着关键作用，虽然巴甫洛夫和斯金纳的关注点不同，行为治疗师现在依然在使用他们的理论。行为评估或 ABC 行为分析旨在通过识别关键行为的 A 触发因素，以及 C 强化这些 B 行为的模式，来分析来访者的情况。ABC 行为分析是功能分析的有效助记符：A 代表前因；B 代表行为；C 代表后果。表 5.1 将 ABC 行为分析应用于马修和克劳德特的情况中。

表 5.1 展示了不同类型的诱发因素，可观察的和不可观察的，可以作为"前因"：公开的外部事件可能包括与人会面或面对一天的任务的挑战，而隐蔽的内部事件可能包括"没有人愿意在我如此痛苦的时候和我在一起"这样的想法和身体疲劳的感受。此外，这样的布局有助于我们识别可能需要更改或调整的内容，而更改的目标可以集中在 A、B、C 的任何列或所有列上。马修最初并没有回应他的社区精神病心理健康小组（CMHT）的帮助，但他

改变
行为的技术

喜欢这些社工团队帮助他"找到了一些社交活动",并很认真地倾听他的意见。也有一位社工有兴趣与他一起尝试正式的CBT：马修决定与这位社工合作，他将：

◎ 利用不同的方式来处理他的负性思维（A）；

◎ 将他的阅读时间限制在一小时之内，并且在一周之内与他的妻子和 / 或孩子和 / 或朋友一起参与一些有趣的社交活动一次到两次（B）；

◎ 从他落后的工作列表中选择一项每天半小时的任务，设计一个行为实验来测试"没有人愿意和他在一起"的想法（C）。

克劳德特与一名健康中心的咨询师一起工作，她决定：

◎ 如果她相信自己至少可以和人待在一起，那么就不用如此担心了（A）；

◎ 在社交场合中培养她对焦虑的容忍度——首先是 5 分钟，然后是越来越长的时间——并在治疗等安全情况下练习对话，并逐渐将其扩展到其他情境；如果这些任务能够让她增强信心，她就可以在社交场合采取更加主动的行动（B）；

◎ 通过承认自己有多紧张，学习一种强有力而真诚的方法来打破社交上的僵局。做这个行为实验可以让她测试自己的想法，即"很少有人像她这样紧张，告诉别人自己很紧张会让人感到厌烦"（C）。

表 5.1 ABC 行为分析

此前发生了什么	发生了什么	之后发生了什么
A：前因	B：行为	C：后果
马修担心自己可能会再一次躁狂发作，于是决定通过阅读和散步等"低调"的活动来避免发作。	马修终日"把头埋进书里"（沉迷读书），且/或在白天和晚上各散步三个小时和四个小时。	马修的阅读和散步意味着他没有时间去做他"要做的"清单上的任何事情——所以这个清单一天比一天长。他要做的事情的孤僻性意味着他越来越远离他的家人和朋友。
克劳德特在前往办公室聚会的路上担心了一路。她认为，"人们可能会觉得我很奇怪"。	克劳德特躲进了厕所。后来，她走了出来，试图让自己既不引人注意，又要假装看起来很享受。	克劳德特整个晚上都感到焦虑不安，后来又为自己感到难过。一些同事注意到了她的行为，觉得她很奇怪。

167

我们还可以注意到，有些目标是减少些活动，例如，让马修减少阅读时间，多做其他事情，而对克劳德特来说，她的目标是增加社交活动。事实证明，所有这些策略最终都能帮助到马修和克劳德特，至少改善了他们的一些处境。

小建议　　　　行为练习——了解 ABC 模式

　　　　　　　形式：个人或者小组

目标：熟悉 ABC 模式的使用

最近一位来访者告诉我，他很担心自己的饮酒问题，想做点什么来控制它。我们同意从分析他认为他在控制饮酒方面最困难的情况开始。他说："现在我一个人住，我往往在回家之后感到很孤独，更糟糕的是，在一天劳累的工作后，我很晚才回家，疲惫不堪，我的日常行为就是拿起一些啤酒和香烟，然后一屁股坐在电视机前。这有助于我放松，但我到了睡觉的时候，喝了比我预期更多的啤酒，而且我也睡不好觉。"使用如表 5.1 所示的 ABC 模式，你自己或小组练习，看看是否可以像前文提及的那样，针对某些领域进行改变。

ABC 行为分析的开展实际上是一种简单的"行为概念化"，可以遵循与第 2 章里"个案概念化"相似的过程。正如我们前面提到的，即使在最早的认知行为会谈中，也可以使用概念化。经过双方审议的行为评估有助于弥补咨询师经常忽视 CBT 概念化中的行为因素这一事实。我们需要对来访者的行为采取全面的方法，因为如果问题行为得不到控制，它们往往会蔓延到来访者生活中越来越广泛的领域。例如，当来访者失去信心时，恐惧行为会渗透到更多的日常情况中。对来访者功能的全面理解为咨询师提供了更多的机会来鼓励来访者改变当前的问题。随着来访者信心的增强，相对容易的、小的变化反过来会促使更大范围更困难的变化。我们在第3章中看到，作为咨询师，如何培养对自己行为的意识是至关重要的；这种意识对来访者也很有帮助。因此，鼓励来访者通过学习和在日记中记录ABC对自身模式的分析来培养行为意识是有益的，这是治疗中一个持续不断的部分，尤其是在早期治疗阶段。这种分析可以帮助来访者意识到潜在的棘手情况，并为改变提供"靶行为"。我们已经提到了目标形成的重要性，这是治疗评估阶段的终点。目标往往是问题的另一面：从ABC对克劳德特和马修行为问题的分析自然演变而来的策略中可以清楚地看到这一点。ABC行为分析中可能有用的问题见表5.2。

表5.2　制订ABC行为分析中可能有用的问题

A 问题：	B 问题：	C 问题：
在你……之前发生了什么？	*你对此有何反应？*	*你最后感觉如何？有没有缓解一些？*
有没有身体上的感觉？	*有没有一些回避行为？*	*其他人如何反应？*
有什么想法吗？	*有没有一些安全行为？*	*你这样做会有什么长期后果吗？*

改变
行为的技术

让行为意识起作用

自我监控及写日记

在治疗过程中，治疗师最好和来访者一起完成初步的 ABC 行为分析。当来访者掌握了这项技术后，它就可以成为一项有用的家庭作业。由于 ABC 行为分析是在数周内进行的，它采取了行为自我监控的形式，并伴随其他旨在培养认知和情感意识的任务。"来访者应该进行自我监控"这一建议本身就带有一种强有力的元信息，让来访者可以：

◎ 积极参与治疗活动，

◎ 做一些能带来改变的事情，

◎ 与他们的生活方式建立不同的关系，成为他们自己的反思者和积极的实干家，

◎ 改变，但这可能涉及"工作和实践"（Dryden，2006）。

花时间和精力来介绍这项重要任务，并为来访者解决可能出现的任何问题做好准备，是值得的。克劳德特和她的公司的咨询师之间就如何培养自信心进行了以下对话：

> P1：你能通过写日记来识别工作中出现这种问题的情况吗？……你可以用 ABC 行为分析来识别对你来说没有信心应对的场景。尝试每天至少记录一个例子。当你意识到自己情绪很低落时，找出在你有这种感觉之前发生了什么，把它写在这里（A 列），然后当时你感觉到

了什么，或者你做了什么，写在这里（B列），最后在这列（C）记下接下来发生了什么。这将有助于我们找到可以开展工作的领域。在我们继续工作之前，你对我的要求有什么想法？

C1：应该可以吧，我想……我的意思是，我能理解它的意义，但我不知道我是否会这么做，当我感觉情绪低落的时候，我可能没有动力……随时随地可能会更容易些。

P2：现实一点很好——这确实可能很难。但请务必明白，这不是一件"及格还是不及格"的事情：你做的任何事情都是有帮助的。即使你什么都不做，我们也可以试着弄明白为什么这么难。确实有些来访者很晚才想起来，然后在来之前草草记下一周的事情——不过总是有用的。

C2：所以最好一发生就写下来吗？

P3：理想情况下是这样，但这并不总是可行的，所以每当你有时间就可以记下来……随着时间的推移，做这件事会变得更容易。

咨询师应该在开始之前回顾一遍 ABC 行为分析的基本原理。每个人都有自己喜欢的方式来给予和回应这些原理。它们可以通过与来访者兴趣相关的方式（如下面例子中的高尔夫球）或与来访者相近的表达风格（如隐喻）来表达，可以尝试以下几点：

改变
行为的技术

◎ 从沮丧中走出来，想想"这到底是怎么回事？到底发生了什么？"

◎ 在早期阶段阻止不良反应是有好处的："问题可能就像巨石从斜坡上滚下来——滚得越远，动量就越大，就越难停下来。"

◎ 发现引发问题的触发事件是很好的："预先警告就可以先发制人。"

◎ 想出几种应对困境的方法是有好处的："你不想成为一个单杆高尔夫球手，只想用一根推杆绕一个大高尔夫球场！"

咨询师应该与来访者协商如何进行自我监控和跟进。我发现鼓励来访者买一本他们可能会觉得不错的日记本是很有用的，尤其是那种有一个漂亮的封面或者有一些绘图页面的。日记可以让来访者以一种灵活的方式记录他们的情感、行为、思考、身体反应、物质使用和社会行为，也可以记录"对宇宙的沉思"。写日记是一种非常轻微的干预，可以激励来访者自己找出他们能够做出的改变。日记还可以以一种更具明显方向性的方式为未来的几天和几周制订计划。我们现在来看看一种更有目的性的日记使用，这种日记在认知行为疗法中是众所周知的：活动（或行为激活）日程表。针对行为自我监控的观察以及 ABC 行为分析现在可以被用在更有指导性的行为激活的干预手段上。

鼓励行为意识发挥作用：抑郁症中的行为激活

抑郁症患者的肢体语言和姿势往往能反映其行为失活的程度：人

越驼背，就越抑郁，肩膀就越向自己倾斜，直到他或她看起来仿佛在我们眼前萎缩了。自我似乎离开了这个世界，身体也随之减慢了速度。当身体状况低于最佳活动水平时，工作表现也会低于标准：记忆力、注意力、食欲和睡眠都会受到影响；行动和动机似乎需要付出更多的努力。极度不活跃可能表现为想要一直躺在床上。一些来访者相信这会让他们感觉更好——不幸的是，这种希望通常被证明是虚幻的。贝克等人（Beck et al., 1979）认为，治疗师可以通过鼓励来访者真正地站起来并开始行动来对抗这种倾向。一个现实的计划，即逐步提高行为水平，通常是最有效的方法。对非常抑郁的来访者来说，最有用的可能是去遵循并执行一个简单的行为规划。对那些注意力不集中的人来说尤其是这样，因为他们可能会觉得改变认知的工作太难了（Fennell, 1989；Emery, 1999）。这种著名的方法策略是贝克的认知治疗传统（Beck et al., 1979）中的活动日程和莱温松的行为治疗传统中的奖励计划（Lewinsohn & Gotlib, 1995）。最近的行为激活技术也强调了重新激活以前的积极主动、现在却回避的行为的重要性，尤其是当这种行为需要人际交往和努力时（Martell et al., 2001；McCullough, 2006）。

活动日程

我们需要同时考虑来访者活动的数量（有多少）和质量（什么样的）两个维度；当人们长时间不快乐时，这两个维度都会受到影

改变
行为的技术

响。随着来访者变得越来越沮丧和缺乏动力，他们很可能就不再从事以前的日常活动，而这些活动往往是那些在过去让生命变得有价值的事情。最近的行为激活技术强调了开展帮助来访者实现可以展现他们最珍视的价值观的活动的好处（Martell et al., 2001）。如果来访者只是"走过场"，生活就会变得单调乏味，没有热情且没有活力。然而，我们对生活的激情可能因人而异。一位来访者对自己曾经痴迷于集邮感到尴尬：他担心这意味着自己"不够酷"，并且是个"古怪的搜集者[1]"，但当他描述这些邮票"不同的颜色、风格和历史意义"时，他展现出了真正的激情。咨询师可以通过认同来帮助来访者，告诉他们去做自己喜欢的事情是他们的权利，无论是时髦还是复古。活动日程有一种简单的格式，但它可以有各种不同甚至复杂的用途。我们可以选择从这个范围的某一点开始，但可以结合行为的定量方面（"做更多的事情"）和定性方面（"做有意义的事情"）来实施。

行为工作：
帮助来访者提高行为质量

在发展抑郁症患者的活动水平时，贝克等人（Beck et al., 1979）对"掌握度"（M）和"愉悦感"（P）导向的活动进行了有效的区分。"愉悦感"通常与前面提到

1　原文为 anorak，即花大量时间了解或收集别人普遍认为无聊的东西的人。——译者注

的高价值的活动有关。在 *DSM-IV-TR*（APA, 2000）中，"失去愉悦"是抑郁的一个标准，而抑郁似乎常常会使患者的生活热情耗竭。抑郁的来访者通常不再享受他们以前喜欢的活动，但他们可能仍会"咬紧牙关"完成这些活动。由于抑郁会让人更加难以坚持，如果加上"掌握度"这一指标，就能让人更有毅力去完成。坚持不懈是恢复的一个重要方面。因此，掌握度（M）和愉悦感（P）的评分可以添加到来访者的活动日程中。马修的 M 和 P 分级如图 5.1 所示。

	周五	周六	周日
06:00—07:00	睡觉	睡觉	睡觉
07:00—08:00	早餐	早餐	睡觉
08:00—09:00	洗漱和整理：M1，P1	洗漱和整理：M1，P1	睡觉
09:00—10:00	阅读：M1，P2	带孩子们去公园：M1，P4	早餐
10:00—11:00	阅读	和孩子们在公园玩：P5	阅读：M1，P2
11:00—12:00	阅读	公园／帮孩子买午饭：M2，P4	阅读：M1，P3
12:00—13:00	做午餐：M1，P1	阅读：P2	清理棚屋：M5，P2
13:00—14:00	外出散步：M1，P2	清理一部分棚屋：M3，P1	做午餐：M2，P2

图 5.1　带有基本自我监控功能的活动日程（逐步减小）

马修向他的社工展示了五六次活动日程，之后才显示出了一点"打破常规"的好迹象。这位社工有时会"戏谑"地怀疑马修是否害怕报告任何快乐，包括完成治疗任务的乐趣。一周又一周，他冷冰冰地报告着同样单调的活动清单，其中只包括那些掌握度和愉悦感评分都低的活动，并没有提及完成了任何一项在他"待办"清单上的任务。这位社工遵循了某一项治疗方案（Emery, 1999），但她对此持保留态度——即使该方案是同行向她强烈推荐的。该方案的优势之一是它提供了一个令人信服的原理：即使没有结果，也要"坚持下去"。这个方案建议对来访者不能完成某些任务的原因进行耐心的调查，经过这些调查她最终发现了马修的重要症结：这些活动诱发了他糟糕的记忆，因为这些活动是一系列帮助他在上一次躁狂发作时"跟上"生活节奏的任务的一部分。他觉得自己被这些任务弄得非常"紧张"，这也是他当时精神崩溃的原因之一。然而，在这一点被点明之后，马修似乎能尝试完成更多事情，如图 5.1 所示的活动日程中他可以和孩子们在公园里度过几个小时，这在很多方面都是一个转折点。它证实了马修作为父亲的角色对他来说具有重要意义，并为未来的活动的正强化提供了一个可靠来源。社工向马修投入的耐心倾听的能力在这一点上再次发挥了作用。

和日记一样，活动日程可以用来回顾某一周的情况（回顾性），也可以用来提前计划下一周的情况（前瞻性），还可以增加一些简单的情绪监测，即让来访者记录他们每天每个时段间的感受。在一周的回顾中，咨询师和来访者可以寻找活动量相对较高或较低的时段，以及 / 或者感到抑郁（低掌握度和 / 或低愉悦感）或感觉不错（高掌握度和 / 或高愉悦感）的时段。他们可以合作，看看是否有一些模式可能有助于澄清和研究：典型的情况类似于，糟糕的一天开始或情绪低落的傍晚。从这类回顾中产生的见解——例如，"如果我能以相对简单轻松的任务开始新的一天，我通常会感觉更好"——可以用来在接下来的一周中制订一个新的、更好的计划。这样的计划很可能是一种尝试，让来访者看看它们是如何起作用的，可以被视为行为实验：例如，如果我把活动安排在上午，下午放松，我会感觉更好吗？还是反之亦然？

小建议　　　　　我们的行为模式看起来是什么样的，如何去改变它们？

形式：个人或二人小组（咨询师和来访者）或三人小组（咨询师、来访者和观察者）

目标：体验使用活动日程的技术

使用活动日程表，找出过去几天的每日模式。留意一天之内和数天之间的模式和节奏。尽可能多地了解来访者感觉不错的细节。准备好提供一些个人反馈，看看这些模式与你自己的模式有何不同，以及你可能对这样的活动日程有何感受。询问来访者关于他们的模式是否有什么是他们想要改变的。为做出这样的改变，设计简单的两到三点计划。最后，听取所有参与者的简短反馈。

每周的行为回顾可以与 CBT 工作的其他方面联系起来，例如，努力消除"自己是失败者的想法"会产生行为奖励吗？有时候更为普遍的是，这种行为奖励在"跨周"或"跨情境"的模式下会表现出来。与来访者一起回顾这些年来的活动日程可以发现，来访者如何开始一天的工作，往往对一天其余时间的发展产生至关重要的影响。马修说，他经常一醒来就立刻产生一些消极的想法，比如"我今天感觉怎么样？我是不是又会觉得一整天都很糟糕？"然后，他会"扫描"自己的身体和大脑，通常会发现一些轻微的负面情绪，然后抓住并放大。应对这种倾向的一个好策略是建议来访者推迟评估自己的感受。人们在醒来后立即感到有种迷失感是比较正常的。对此最好的回应通常是站起来，四处走动，做一些事情，看看你之后的感觉如何。能够做到这一点的大多数来访者都报告，他们发现活动之后感觉还可以，这可能是因为他们通过改变注意力来避免负面思维反刍。虽然这种干预专门用于处理醒来时的问题，但事实证明，来访者对醒着的反应所表现出来的消极自我关注，往往也反映在来访者生活中其他显著领域的消极自我关注和过度评价中。

愉悦预测

悲观是 *DSM-IV-TR* 诊断抑郁症的另一个标准。在治疗早期就解决悲观情绪是有好处的，因为它有可能用这些悲观信念破坏整个"治疗事业"，比如"什么都帮不了我""它可能对别人有用，但对我没用"和"尝试没有意义"。有时，来访者更为具体的悲观预测——通常是"我现在很抑郁，不喜欢那样做"之类的信念——会破坏来访者发展活动水平的努力。快乐预测技术是应对这种情况的一种有效干预手段。当面对悲观主义时，咨询师可以回到实用 CBT 的默认立场："好吧，这是有可能的，但我们来看一看好吗？"在这里，我们可以看到消极的想法和行为是如何相互促进的；相反，我们希望可以通过鼓励其中一种发生改变从而影响另一种发生变化。

抑郁的确会使人难以享受生活，也会使人难以想象自己可能享受的生活。我们可以通过行为实验来探索后一种可能性，如下面描述的马修案例：

马修起初认为他再也无法真正享受生活，他还担心如果他再次开始感到快乐，他可能会陷入躁狂发作的状态。自从他发现自己和孩子们在公园里可以玩得很开心之后，就开始考虑是否要按照孩子们的请求和他们一起去游乐场。这对他来说似乎特别有风险，因为游乐场"看起来相当躁狂"。他和他的社工一起制订了一个"B计划"，如果他开始感到痛苦，这个计划就可以付诸实施。这个计划的核心是帮助孩子们明白，"如果爸爸开始感觉不舒服"，他们就需要离开。实际上马修确实觉得有必要在一个小时后离开，但孩子们并不太愿意。尽管如此，马修还是很高兴他们在旅途中都玩得很开心——他自嘲地说，早去为他们节省了不少钱! 后来，他用同样的原则和一个朋友去看了一场足球比赛。

面对恐惧的情况

CBT 方法根据表现出的具体问题或转诊原因的不同而有所不同。我们开始研究行为激活，它主要用在抑郁症患者身上，他们的典型问题是活动不足。下一个技术领域是暴露，通常用于限制焦虑的来访者过度激活他们的安全行为。

早期的行为疗法认为，有害的焦虑反应可以通过与不相容的愉快体验（例如放松）相结合来消除。这一概念被称为"相互抑制"，并在一种被称为系统性脱敏的治疗策略中实施。在这个策略中，来访者暴露在真实或想象（在实景中或想象中）的恐惧中的同时练习放松（Wolpe, 1958），这被证明是一种成功的治疗方法。另一种引入 CBT 的行为疗法传统是对治疗的科学、实证的评估（Rachman, 1997）。对系统性脱敏的评估显示，放松元素并未增加暴露元素的整体有效性，并且，由于这些发现，CBT 自然更关注治疗中的暴露元素（Hazlett-Stevens & Craske, 2008）。暴露疗法在两方面帮助了克劳德特，首先是通过处理一系列引发她严重社交焦虑的问题情境（Claudette I），后来她问是否可以用同样的原则来治疗另一种恐惧——对桥的恐惧（Claudette II）。

（Claudette I）克劳德特的灵感来自阅读吉莉恩·巴特勒（Gillian Butler, 2009）的针对社交焦虑症患者的自助书。这本书提供了许多有用的认知和行为策略，人们可以在社交场合使用。不过，克劳德特的问题是，她根本无法使自己进入一种社交场合，并在那里停留足够长的时间，以便能够将这些策略付诸行动。因此，她和她的咨询师决定首先针对这方面展开工作，并使用下面描述的主观痛苦感觉单位量表（subjective units of distress, SUDs）方法，建立一个越来越痛苦的情境的层次结构，然后让克劳德特在这些情况下多待一段时间，这样她就可以练习巴特勒书中的一些技能（表5.3）。克劳德特觉得她在做这件事的时候需要"良好的支持"，所以，她的咨询师也和她一起做了"B计划"，后面将再次讨论。

表5.3　克劳德特的恐惧情境层次结构（节选）

活动	时间	SUDs 评分
去公共休息室	5分钟	10
去公共休息室	40分钟	50
和同事一起喝一杯	15分钟	60
和同事一起喝一杯	60分钟	95

"SUDs"这个词在这里很合适，因为我们需要的是一种让来访者报告他们在不同时间、不同情况下的比较感受的方法。我们帮助来访者建立与他们的层次结构相匹配的SUDs评级，首先，进行一系列触发他们恐惧的情境的头脑风暴，然后询问哪些环节对他们来说最恐惧。接着我们问，"如果100代表你能感受到的最可怕的感觉，你会如何评价在当前这种情境下出现的感觉？"我们可以通过询问关于最不可怕的感觉的类似倾向性的问题来加深对这一点的理解，并使用这些初始评级作为锚点，从而让

来访者可以估算列表中其他项目的 SUDs："所以，不得不在同一个酒吧与同事一起度过一个小时是最可怕的感觉，你评价为 95；你怎么评价这个——与他们一起在酒吧待 15 分钟？"你可以观看赖特等人（Wright et al., 2006）关于 SUDs 评级过程的 DVD，详细过程将在本章末列出。

暴露可以在想象中进行，也可以在现实生活中（在实景中）进行。一般来说，现实生活中的情况似乎会产生更有效的结果，但是，如果来访者还没有准备好，那么想象的暴露可能会有所帮助。在会谈（模拟）中再现真实情况的各个方面也很有用。本书第一版（Wills, 2008a, pp.102-103）中介绍了一个如何通过模拟暴露情景来处理来访者凯伦的呕吐恐惧症（害怕呕吐）的例子，该案例与具有类似情况的来访者詹娜的案例在本书的配套网站可以看到。

克劳德特热衷于进行这些暴露练习，所以下一步是设定一个时间范围来尝试它们。这可能长达几个月，但她为自己设定了相对较短的 2~3 周的时间框架。她还表现出了强烈的决心，她说她打算继续完成这些任务，甚至在没有必要严格按照顺序完成所有任务的情况下完成。她的咨询师决定支持她的想法，但也提出了一个"B 计划"：如果有必要，她可以恢复到较长的时间表。他们确实利用会谈时间模拟了一些人际交往技巧的练习，克劳德特认为这些技巧可能对社交中出现的困难有帮助，比如拒绝喝酒、处理过于个人化的言论以及应对谈话中的停顿。虽然在这种情况下并不适用，但咨询师有时确实会陪同来访者进入暴露的环境，这可能涉及去超市、市政机构，开车或乘火车。值得注意的是，重要的是一定要检查实验项目的专业赔偿保险是否包含！一些同事还陪同来访者去动物园，乘坐渡轮和飞机。制订合适的计划需要治疗师和来访者的创造力。

而对于克劳德特，她的计划是自己解决暴露的情况，然后利用治疗会谈做出进展报告，微调计划并练习所描述的人际交往技能。

来访者在各层次结构中的进展情况显然会因人而异。要想取得进展通常不会很顺利。开始时会遇到问题很常见，有时即使已经顺利开展，也会经常出现"停滞"。克劳德特开始的时候做得很好，但当她需要和同事们一起去喝一杯的时候，她就陷入了困境。然而，在这件事中，一个重大进步的出现是因为运气而不是计划。理查德（Richard），一位富有同情心的男同事对她说，他注意到她"永远不会待太久"。除此之外，他还补充了一句有趣的评论：她待一会儿就离开比一直待着更吸引注意，并且"她偶尔可以待更长时间就更好啦"。这些评论对克劳德特产生了巨大的影响，她之前给自己取了一个 *Viz* 漫画（英国漫画公司）人物的名字，叫"比利没有伙伴"。克劳德特告诉理查德她在应对社交场合时遇到的一些问题。这些讨论让她在团队中有了更多的归属感，也让她在团队中待的时间显得不那么重要。

> C1：现在感觉不一样了。我不确定在那里待多久已经不重要。

改变
行为的技术

P1：那不重要，因为……

C2：更重要的是在那里——真正的在那里——5分钟或5个小时。

P2：听起来你采取了主动行为，并且设法告诉了理查德你的感受——你做得很好。

C3：是的——他连一英里也没跑！你知道我还意识到什么吗？这些就是自助书中讨论的一些技巧：无论如何我已经做到了！

P3：可怜的老"比利没有伙伴"怎么了？

在这个阶段，克劳德特的注意力以一种有趣的方式转移了。她觉得自己已经"在社交场合的问题上达到了她想要的程度"，但她想"利用暴露疗法来面对她以前从未讨论过的另一种恐惧"来结束她的治疗，那就是对高度和过桥的恐惧。由于训练中心离一座著名的悬索桥很近，她感到非常害怕，于是她问他们能否在桥上做一次"暴露行走"。

（Claudette Ⅱ）当她和她的咨询员接近大桥时，克劳德特的步伐明显加快。过桥的小径是单行的，当咨询员走在克劳德特后面时，他注意到克劳德特的走路姿势变得僵硬和笨拙，并且跌跌撞撞的。克劳德特看起来已经被吓得两腿发僵。咨询员追上她，并在她的肩膀旁边轻声说话，建议她放松双腿，平复她的思维和感情。最后，她绕过克劳德特，采用了一种放松的"猴子行走"方式，并说"就像这样"。克劳德特设法放松了她的站姿，很快就取得了进展，经过短暂的交流后，他们穿过了桥梁。克劳德特对整个活动感到兴奋和愉快，觉得自己向前迈出了一大步。

通过将克劳德特的社交恐惧和对桥梁的恐惧进行比较，我们可以注意到暴露的几个重要方面。他们都在一个比通常的暴露时间短的时段内进行了实验——从几周到一天不等，与之相对的是，其他的暴露实验可以持续几个月。桥上的一次性会谈版本类似于"满灌"（短暂、尖锐、一次性的暴露），而用于社交场合的版本则更像是标准的"分级暴露"。在这两种情况下，咨询员和来访者保持了一种温暖和支持的咨询关系，这种关系有助于任务的完成，同时包容在完成任务过程中出现的各种问题。

在暴露练习中，似乎没有统一的规则来规范咨询师的行为。来访者不喜欢在暴露的过程中受到不必要的干扰，因此报告说，他们更喜欢治疗师以相当少的、低调的互动保持一种若有若无的存在感。我发现询问想法和感觉，以及询问持续的 SUDs 评级，对治疗师来说似乎是一件自然而有用的事情，尽管人们应该谨慎，不要在没有事先商定的情况下加入任何新元素。意外的事情会让来访者偏离轨道。在 SUDs 评级下降之前保持暴露状态非常重要——理想情况是降到最低水平。然而，在某些情况下，这是不可能的。有时建议治疗师计划一个超长（一个半甚至两个小时）的疗程，以考虑由于来访者过度唤起而引起的并发症的处理。但随着来访者对 CBT 需求的增加，这可能会越来越难做到，因为现在治疗师自己的日程安排通常都很满。在咨询中，我发现如果事先询问来访者，他们几乎总能针对持续不舒服的感觉提出一个后备计划。例如，我的一位来访者决定，如果她仍然感到心烦意乱，但又不得不继续工作，她就会打电话给办公室同事，告诉他们她不舒服，然后在家安静地休息一会儿。来访者的后备计划通常效果很好：毕竟，目标是让来访者在最适合自己的时间进行自我实践。表 5.4 列出了暴露疗法中治疗师应掌握的技术。

小建议　　　　直面恐惧

　　　　　　　　形式：治疗二人组或三人组（包含一名观察者）

目标：练习在循序渐进的基础上给出面对恐惧的原理，并构建一个渐进的层次结构来形成新的反应。

指导：首先，给来访者一个合理的解释为什么循序渐进的做法可以帮助他们面对恐惧，然后，帮助来访者识别他们有某种恐惧或恐惧的领域。最后，询问来访者是否可以在他们完成第一步之前指定一个日期，听取所有参与者的简短反馈。

帮助来访者建立人际行为

最近的行为激活方法强调，重要的是确保行为参与的质量。尤其是针对人际交往回避，这一点似乎很重要，因为有时其在抑郁的情境维持中起着微妙的作用。

表 5.4 暴露疗法中治疗师应掌握的技术

技术	解释 / 变量
告知来访者暴露疗法原理	不要太复杂；通常需要"坚持下去"——过多的解释会导致预期性焦虑
与来访者设置层次结构 询问 SUDs 问题 协商时间表 与来访者讨论可能需要的技术	头脑风暴和重申——在会谈前后不断回顾，根据最新的体验进行回顾 遵循宽松的上下文中问顺序，但要准备好跟随来访者的想法 转向保守主义和现实主义，但要准备好让来访者自由发挥 想想可能会出现的困难，预防无论是预演还是实施一项新技术时出现的问题。
设置后备方案 B 计划 治疗师应保持低调	建议："我们可能不会需要过个，但是……" 当他们的注意力集中在任务上时，不要过多地引起他们的注意，从而给来访者带来另一个问题。
治疗师应保持令来访者安心的存在	不断给予来访者积极的鼓励和评论。
询问暴露时的想法、感受和愿望	一定要有一些存在感，不管怎样，在会谈中你要问一些低调的问题，这些问题是相当"正常化"的，并且会给你一些关于事情进展的非常有用的信息。
处理暴露过程中的小问题	一般情况下，要鼓励来访者"就算感觉到恐惧，无论如何也要去做"，但如果有必要制定"停止"的准备。如果可能的话，也要做好休息后重新开始的准备。

马修成功地带孩子们去了游乐场，接着又带他们去看了一场 T20（短比赛）板球比赛。他年轻的时候是一个热爱运动的人，但不幸的是，事后他说他并不十分享受这段经历。比赛中有一大群人，他对他的孩子们"总是在外面走来走去"感到恼火，因为他担心他们会"迷路"。在回顾这段经历的过程中，咨询师和来访者都能觉察到马修选择"休假"一天后，却回到了他从前的状态，实际上他和孩子们的关系又变得有些疏远了。他专注于记分卡和午餐盒等不必要的事情，而不是真正与他们分享体验。虽然这是一种消极的体验，但事实证明这反而是有用的，因为人们都想有一些休息日来思考如何更好地处理这些事情。

马修的进展表明，在恢复过程中经常会有起伏，恢复以前的功能似乎是一大步，就像我们逐步让一个生病的人重新回到工作中一样，来访者也可以计划以缓慢但稳定的速度恢复自己正常的社会功能。贝克等人（Beck et al., 1979）阐述了一个小变化如何导致另一个变化。 他们描述了一位住院病人，她说自己无法阅读—— 这本来是她以前最喜欢的消遣。贝克在病房图书馆找了一本最薄的书，请她读给他听。最终她同意只读一行，但实际上却读了整整一段，几个小时后她就读完了这本书。我们可以将事情分解成可管控的单元，并让成功来"滋养"成功，我们可以通过逐步接近最终目标来"塑造"朝着预期目标的行为。我们可以鼓励来访者让他们知道，只要他们不断朝着目标前进：即使是很小的一步，也会得到持续的改善。这些循序渐进的步骤也可以用于在缺勤或生病后重建人际关系。行为中人际关系方面的重要性往往是最基本的：维持友谊、结识新朋友以及在适当的时候采取主动是积极的社会行为的核心，但这些行为往往与被抑郁、焦虑或者恐惧困住而裹足不前的来访者的所作所为相距甚远。咨询师与马修讨论了这样一个自然、循序渐进地与人重新联系的框架，以帮助他重新开始一种更注重人际关系的生活：

◎ 重新联系已经认识的老朋友

◎ 主动参与一些与老朋友一起的小活动

◎ 主动参与一些与老朋友一起的大活动

◎ 找出可以认识新朋友的地方

◎ 主动与新朋友一起参与一些小活动

◎ 主动与新朋友一起参与一些大活动

咨询师可以通过一系列低风险步骤与来访者协商这种框架。但对于这些步骤，我们应该始终保持一个现实的期望，因为成功至少部分取决于他人的反应——这是我们永远无法完全预料的。因此，让来访者制订 B 计划是很有帮助的，例如，他们应该如何应对在上述任何步骤中获得的不友好的回应。

关注奖励行为

我们已经在第 3 章中讨论过，抑郁和焦虑的来访者是如何很容易让与他们亲近的人感到"费力不讨好"的。这一点可能往往只是反映了他们自己不愿充分奖励自己。管理一个人的行为对自己和他人的回报是有助于从抑郁中恢复的自我控制策略（Martell et al., 2001; McCullough, 2006）。最有效的"奖励"不一定是物质上的。人们似乎经常会得到更多的社会性强化物，比如微笑、认可和来自他人的关注。来访者有时需要重新发现并练习可能已经生疏的技能，以便参与社交活动。例如，治疗师可以通过设置角色扮演和"慢动作"互动来帮助他们，在这种互动的过程中，他们可以练习倾听并轮流与他人交谈。治疗可以充当一个安全的舞台，可以让来访者练习处理这些问题的方法，并且可以在治疗之外实施这些方法之后重新评估治疗的改善程度。大多数来访者喜欢"站在自己的角落"获得被人支持的感觉，这样即使他们原本计划尝试的东西没有达到预期的效果，他们还是会很感激能够有机会去舔舐自己的伤口。

马修想在朋友们的帮助下在土地上搭一个棚屋，但是他的计划泡汤了，因为似乎没有人能在约定的时间内提供帮助。马修很快就变得沮丧起来，因为他的朋友们似乎没有表现出他所期望的反应。他怒气冲冲地走了，随后他有些后悔自己不该这样和朋友们说话，但又尴尬得不敢再试一次。在接下来的会谈中，马修惊讶地意识到自己受到了多么大的伤害，但他也开始理解这种伤害是他抑郁的一部分。社工帮助他梳理了他的这种想法，尽管这种想法有些"非理性"，但也帮助他更多地反思自己所受伤害的本质。

然后他又联系了一些朋友，解释"他经历了些什么"，这为他重新邀请朋友一起布置他的小棚屋扫清了障碍。

对咨询师来说，强调来访者可以强化他们现有应对策略的各个方面，比谈论纠正行为缺陷更有帮助。对来访者来说，几乎没有任何应对策略是很罕见的，尽管我们知道这些策略可能被当前的问题和症状所扭曲。自信能力的建立是人际交往能力全面发展的重要基础。

建立果敢性行为

令人惊讶的是，缺乏果敢性经常在保持焦虑和抑郁方面"发挥作用"。这可能是因为果敢性技能依赖于对需求的情感和认知意识、表达这些需求的能力，以及最终就如何更好地实现这些需求与他人进行谈判和妥协的能力。当抑郁和焦虑出现时，这些技能和品质往往成了"第一受害者"。帮助来访者建立果敢性的一个好方法往往是参考一门优秀的果敢性培训小组课程的招生说明书：

◎ 对果敢权的思考

◎ 学习各种果敢性交流模板

◎ 练习这些"模板"的个性化版本，以适应特定的问题

几乎所有与果敢性相关的文字都涵盖了果敢权的定义，并经常使用它们来区分攻击性、果敢性和被动性（Lindenfield, 2014）。这些"权利"（显然不是法律权利，而是道德权利）的主旨是你

有权要求你想要或需要的东西。我们还必须考虑其他人有时也会对我们想要的东西感兴趣。因此，虽然我们几乎可以想要任何东西，但我们也必须对我们想要的东西的后果承担责任；如果我们也相信某种良好的社会，那么我们必须认识到，我们经常需要与其他人就如何在不践踏他人的权利和需求的情况下进行协商，以最好的方式得到我们想要的东西。因此，我们可以看到，基于这些考虑，我们开始建立一套具有广泛实用性的人际交往技能——认识到我们的感受和价值观，并且也能认识到他人的感受与价值观，能够清晰地沟通并能够给予对方明确的关注、理解并尊重他人。因此，即使我们想要整个蛋糕，我们可能会满足于只吃一半，或者有时什么都不吃。前提是，当我们清楚自己想要什么以及明确他人也拥有愿望和需求的权利时，谈判就越有可能变得"干净"，即不受隐藏的需求和愿望的"污染"。图 5.2 显示了一个典型的果敢性交流模板，并在下面的示例中使用，虽然并不是很成功。

（Claudette Ⅲ）克劳德特在和她的咨询员回顾在酒吧和咖啡馆与同事进行社交活动时可能需要的人际交往技巧时，明确表示对自己在社交场合表达观点和需求的能力缺乏信心。她并不特别喜欢喝酒，自然更喜欢果汁，但她注意到，小组中的一些人倾向于向人们施压，并暗示如果他们被拒绝，他们会很难堪。克劳德特和她的咨询员正在讨论图 5.2 所示的"使用共情性主张"模板，这时出现了一个有趣的情况。他们在咨询中心后院一个安静的房间里工作时，一些工人在隔壁搭脚手架发出很大的噪声，以至于来访者和咨询员几乎听不清对方的声音。咨询员觉得有必要展示一下她的沟通技巧，于是走进后院，对着搭脚手架的工人喊道："我知道这可能很难，但我在下面工作，现在太吵了。如果你们能小声一点，我将非常感激。"脚手架上的工人们非常残忍地嘲笑他，说他们不可能减少噪声。咨询员判断这件事确实没法得到什么结果，就回来对克劳德特说："你看，事情就是这样，有时能成功，有时也会失败。"

---

1. 果敢性的两个关键技能是：
表达你的需求 + 与他人协商
2. 最好不要把对方"逼到角落"，因为这可能会让他们进入"报复模式"。
使用共情性主张去"做好准备"（奠定沟通基础）
3. 表达你的需求
直截了当——简明扼要，不要在协商开始前道歉或提供任何补偿。
4. 与他人协商
坦然接受别人可能也想要某样东西的事实，让他们说出来。如果双方都说出了他们真正想要的，那么协商至少会在一个"更干净"的基础上开始——没有说出口的要求通常只会"把水搅浑"。
例如：
我希望我听起来不是太严肃，但是当你决定我们都……我感到有些生气。
我想重新开始整个沟通的过程，给每人一次发言权。
另一个人可能会反对：那需要很长时间……
回答：好吧，我也不想花太长的时间，但让我们来个快速的交谈——我想……

图 5.2　果敢性交流模板

克劳德特现在非常有兴趣和咨询员一起处理这件事，就像咨询员在表 5.5 所示的情况下处理克劳德特果敢性尝试一样。在换到咨询中心一个比较安静的地方之后，克劳德特特别感兴趣的是，她想知道咨询员在这种情况下是如何做到不"沮丧"的。咨询员提醒克劳德特，他们讨论过果敢性的本质是什么，咨询员自己的工作定义是"果敢性是说出你想要什么，而不是得到你想要的：得到你想要的需要通过别的手段——通常这涉及协商。"在这种情况下，另一方似乎不愿意进行多少协商，因此，咨询员只能选择是否愿意升级自己的要求——打电话给中心管理人员，等等。他做了一个理智的决定，认为这么一点小事不值得。当然也许其他人可能会有不同的选择。但有一点对克劳德特很有帮助，那就是当咨询员说："问题是我确实说了我想说的话。对我来说，最糟糕的事情就是连我想要的都没有说出来。你知道，就像有人给你上了一顿很难吃的餐食，服务员过来问你味道是否可以，每个人都说'好'或'很不错'。"克劳德特还记得许多次她从难堪的处境中走出来，心里感到痛苦，因为她从来没有说出过一句她的需求。她下定决心尽自己最大的努力不让这种事情再次发生，如果她真的说出了她想要的，那么在某些情况下，这无疑可以增加事情能如她所愿的可能性！

读者会发现，在许多教科书中，上述基本技能都将以技术要点的形式列出，但我希望，在这个特殊的案例中，同样有价值的是，事情的表现方式非常人性化和人际关系化。我不建议从业者在治疗过程中故意转换角色，但是当它自然而然发生时，各方都会产生有趣的学习可能性。事实上，这样的情况在我的工作中并不少见。当我们能同时使用 CBT 技巧和自然的人际交往技巧时，我们就接近了本书想要描述的人际关系认知 CBT 模式。

表 5.5　果敢性情形层次结构

果敢性训练任务	困难度评分
1. 告诉上司我不能完成某些任务	100
2. 告诉同事我做不到某些事情	80
3. 向上司要额外的资源	75
4. 向同事要额外的资源	65
5. 没有清洗咖啡杯	60

小建议　　　　果敢性

　　　　　　　形式：治疗三人小组或二人组

目标：练习为构建新行为和构建测试环境的层次结构提供理论依据。

指导：在向来访者说明建立新行为的基本原理之后，设计一个由四到五种情况组成的层次结构，在这些情况下，你希望采取更果敢的行动。帮助来访者回顾他或她处理这些情况的旧模式，然后为如何更有效地处理这些情况设计一个新的计划模式。听取所有参与者的简短反馈。

结论

正如本章前面提到的，行为导向疗法已经发展了很长一段时间，这一点，连同其技术上的精确性，意味着从行为的角度来看，有很多技能、方法和技术程序可供咨询师使用。像这样的单一章节只能描述一些数量有限的、CB 治疗师可能发现他们需要用到的基本技术相关因素、相关的行为干预技术。由于接受治疗的来访者有各种各样的问题行为，读者很可能在行为文本中找到更多的帮助；我列出了一些我认为最容易获得且最有帮助的内容在本章末尾的"推荐阅读和资源"部分。我在这一章的开头建议，如果我们没有有效的方法来满足行为改变的需要，我们就会"亏待"来访者，但在结束这一章时，我希望我已经表明，这可以通过创造性和人际关系敏感性的方式来实现。

练习建议及疑难解答

有时候当我们读到这些干预方法时，我们会问自己："这里的技术点是什么？这难道不是给来访者一个原理解释，然后按照第一步、第二步……吗？"这是一个好问题。我的回答可能会让一些人吃惊。因为认知行为治疗的技术可能是较为机械的，所以，如何使用这些技术就显得非常重要。之前，我们提到过一个荒诞的说法，即 CB 的风格是冷酷且不人性化的。从斯隆、斯特普尔斯、克里斯托尔和约克斯顿（Sloane, Staples, Cristol & Yorkston, 1975）到凯杰斯等人（Keijsers et al., 2000），已经有大量的证据表明 CB 治疗师可以像其他治疗师一样温和且善于人际交往。可能 CB 治疗师甚至比其他类型的治疗师更容易找到这种立场，因为他们所使用的概念比其他方法对来访者更友好，并且更具有协作性。使用预先设置的形式可能会让治疗师更加轻松，让来访者学会成为自己的治疗师，并将注意力集中在与技术使用同步进行的治疗关系上。人际关系敏感行为的工作首先要求来访者理解他们被要求做什么，以及为什么要求他们这么做。对此的解释应该与来访者的学习风格和理解水平相匹配。例如，与科学家一起，我们可以谈论 CBT 的科学维度，而与那些在学校过得不愉快的来访者，我们可以让这种体验尽可能地不同于他们在学校的体验。合作的需要本身就表明，从业者将 CBT 的风格与来访者的需求相匹配，而不是强迫来访者适应这种治疗模式。像暴露治疗对来访者来说是很苛刻的，如果他们针对疗法的实用性质疑从业者，治疗师就可能需要坚定立场。治疗师可能还需要防止被"说服"，以免让时间流逝，任务却无法开始。暴露治疗的艺术是在支持、理解和挑战之间取得平衡（Egan, 2013）。一项治疗任务往往可能有点超出来访者的舒适区。同时治疗师可能会低估来访者所能承受的挑战程度。以同理心倾听来访者的意见，反而能在必要时提高来访者应对挑战的能力——通过理解他们能接受什么，以及什么能激励他们。人们可能会担心这项练习做得"是否正确"，治疗师应该传达这样的信息：这不是为了让它正确，而是为了学习，当然治疗师也容易犯错。

寻找适当程度的安慰

有焦虑问题的来访者经常向周围的人寻求安慰。CB 治疗师往往

改变
行为的技术

认为这是一种"安全行为"，需要温和地加以挑战（Sanders & Wills，2003）。因为拒绝安慰似乎有些过于残酷，所以我们可能要争取做到的是用一种"遗憾而有限的安慰"的语气。它也有助于治疗师了解暴露疗法并不总是有效的。少数来访者对此反应不佳，其中一些来访者经历了一段挫折期，有时会表现出明显的情绪恶化。我们应该提醒来访者这种情况会发生的可能性，并设计出应对挫折的策略和解决问题的其他方法，这样对治疗是很有帮助的。我的经验是，来访者有时会从短暂的"休假"中受益。通常可以设计更温和的层次结构，以便来访者之后可以再次进行尝试，并从以前的经验中吸取教训，从而获得成功。

推荐阅读和资源

书籍

Addis, M., & Martell, C.（2004）*Overcoming your depression*. Oakland, CA: New Harbinger.

Emery, G.（1999）*Overcoming depression: client's manual*. Oakland, CA: New Harbinger.（Also available as *Overcoming depression: therapist protocol*. Oakland, CA: New Harbinger, 1999.）

Lindenfield, G.（2014）*Assert yourself*. London: Thorsons.

O'Donohue, W., & Fisher, J.（2008）*CBT: empirically supported techniques to your practice*. New York: Wiley.

Ramnero, J., & Torneke, N. (2008) *The ABCs of human behavior.* Oakland, CA: New Harbinger.

Spiegel, M.D., & Guevremont, D. C. (2009) *Contemporary behaviour therapy.* Belmont, CA: Cengage/Wadsworth.

Watson, D. L., & Tharp, R. G. (2007) *Self-directed behavior* (9th ed.) . Belmont, CA: Thomson Wadsworth.

DVDs

Persons, J.B. et al. (2006) *CBT: activity scheduling* (DVD) . Washington, DC: APA.

Wills, F. (2009) *CBT for depression: behavioural activation and cognitive change* (DVD) . Newport: UWN.

Wright, F. et al. (2006) *Learning CBT.* Washington, DC: APA. (Book and DVD; includes exposure)

改变
行为的技术

处理
情绪的
技术

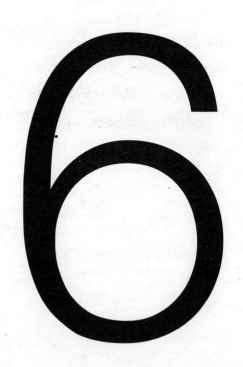

任何人都会发怒，这很容易——但是对什么人，以适当的程度，在合适的时间，基于正当的理由，并且通过恰当的方式来发怒——这并不容易，且不是人人都能做到的。

——亚里士多德，《尼各马可伦理学》，第二卷，第九章

引论

认知行为的从业者需要良好的技术来处理来访者和他们自己的情绪，因为没有唤起情感的治疗工作很可能是无效的。本章将描述情绪的性质和功能——参考神经科学的最新研究成果和情绪在治疗中的作用。尽管情绪是主要的适应性因素，但当情绪调节失败时，问题一方面可能来自压倒性的负面情绪，另一方面来自情绪回避。因此，CB 治疗师需要具备相关技术来帮助来访者根据情商去实施情绪调节。帮助来访者发展情绪调节技能的过程将在两个正在进行的案例研究中加以说明，一个是需要更多地接触情绪回避型的来访者，另一个是需要调节压倒性负面情绪的来访者。与这些来访者合作的治疗技术包括促进情绪意识和表达，并努力改变情绪功能方面的问题以获得更适应性的生活。这两个案例研究将说明这些技术的实际应用情况。

处理
情绪的技术

情绪的本质和功能

情绪是复杂的，包括身体和情感的感受、行为反应和思维。情绪是由复杂的大脑网络产生的，但与身体的基本功能密切相关。这意味着情绪是完全"具体化"的，通常首先在身体反应中体验到。情绪通常只会持续短暂的时间，当它们变得持久时，就会使用另一个术语——心境。持续的消极情绪被描述为"慢性的"。感觉通常发生在意识之下，所以另一个术语——情感——被用来描述情绪中更有意识的方面。情感最好被理解为一种信息的传递，告诉我们在我们的内心或环境中发生了重要的事情，这可能需要我们认真关注。例如，恐惧经常引起人们对环境中可能存在的威胁的注意，因此具有生存价值。从这个意义上说，即使负面情绪也可以发挥作用，所以，作为第一步，咨询师帮助来访者培养对情绪的接受度通常是很重要的。因为抑制情绪的尝试往往会使情绪变得更加强烈（Wegner，1994）。

情绪反应的发生比更为深思熟虑、有意识的认知过程发生得快得多，尽管很难完全解释情绪反应，但是仍能抓住一些稍纵即逝的、也许是无意识的评价因素，即在情绪中，认知担任的是一个关键的解释概念的角色。情绪也具有激励作用，并具有内在的行为或"行为倾向"。当我们体验到事物的美好时，我们就会靠近它们；当我们发现事物很糟糕时，我们就会远离它们——这种反应通常被称为"接近和回避（趋避）"。这些反应发生得如此之快，以至于我们通常只在回顾时才能识别出。从生理学的观点来看，情绪在身体内和周围"移动"，并可能在此过程中改变形式和意义。我们对自己的情绪的评价从未完全表达过它们的内在现实。总而言之，假设情绪和思想之间存在某种复杂的相互作用似乎是最合理的。

情绪引导和保护我们，虽然有时也会失控，但情绪在帮助人类识别自身需求方面发挥着关键作用，同时，也会牵涉一些生理过程：例如，愤怒不仅会引发心理反应，还会引发许多不同的身体反应。愤怒可能会激发我们去尝试解决问题。同样地，焦虑会激发我们对危险的意识，驱使我们去寻求安全。这种行动可能需要立即实施——因此，焦虑会带来令人信服的动力。我们的身体不希望我们在这些时候感到舒适。这种不适感助长了行动的必要性，尽管它不一定会导致有益的行动。

现在任何情绪理论都用一个古老的隐喻来描述产生情绪反应的两个"大脑轨迹"——一个是"心"（直接情绪）的轨迹，另一个是"脑"（认知调节）的轨迹。有时候，"心"和"脑"会协调一致，但有时候它们会发生冲突，这种冲突可能是导致情绪问题的主要因素。一些早期的 CBT 概念似乎表明认知和情绪之间存在线性关系。然而，来访者更有可能首先意识到情绪，但很少意识到伴随这种情绪的任何想法。因此，来访者报告的想法可能是情绪的假象。因此，CB 治疗师必须接受这样一个现实，即来访者经常会正确地报告情绪体验的感受而没有任何想法。

处理
情绪的技术

消极情绪的减少并不一定导致积极情绪的增加，反之亦然，因此可能需要单独的策略来实现这两个目标。人有几种有限数量的基本情绪——恐惧、愤怒、悲伤、快乐和厌恶（Power, 2010）。复杂的情绪可以被看作是这些基本情绪的混合物，例如，强迫症相关的焦虑似乎是恐惧和厌恶的混合。情绪与进化过程和目标有关——尤其是当重要的目标发生变化时。例如，来访者可能在维持一段关系上投入了很多，所以，如果关系受到威胁，他们会感到高度焦虑和恐惧。然而，如果这段关系在某一时刻结束，他们就很容易陷入悲伤和抑郁。认知评价的隐含变化符合贝克（Beck, 1976）"认知特异性"的概念。

情绪是如何成为问题的

一些"脑与心"的冲突是这样引起的：情绪的触发通常比认知更快、更强烈，因此我们"感觉"到的往往比我们"知道"的更清楚（Damasio, 2000）。强烈的情绪尤其会引起人们的注意——毕竟，这就是这些"紧急信号"的作用所在——但强烈的情绪也会压倒和扰乱认知系统，抑制其平衡作用。情绪反应的快速可能意味着牺牲对个人需求感知的敏锐性和准确性。这些相互干扰的过程可能意味着认知思维的功能不那么有效——产生了那些被强烈的负面情绪所控制的典型"错误"。对焦虑的恐惧会产生更多的焦虑。焦虑的来访者通常对危险过度警惕，因此会过度解读环境中可能的威胁信号，并将其视为一种明确而现实的危险，而实际上这种危险并不存在，至少没有那么严重。

情绪调节的一个关键功能是在情绪认知过程中达到平衡。平衡的情绪允许我们充分感受治愈负面情绪的元素，这就可以开始一个自我纠正的过程。认知方面可以提供额外的帮助，指导我们对情绪检测到的风险做出现实的评估。例如，当我们感到焦虑或恐惧时，我们可以判断情况是否真的危险到需要采取行动。但是，如果存在明显且迫在眉睫的危险，则可能没有那么充分的时间进行考虑。另外，如果没有给予足够强烈的情绪反应来激活认知系统，那么认知系统处理负面体验的机会就会减少。

另外两个问题通常也会阻止完整的功能性处理——回避和对情绪的负面解释。情绪和推理系统不仅会失去平衡，有时还会"各自为政"。例如，一个人可以"冷静地行动"，同时却忽略危险信号，而不是去面对它们。然而，如果回避情绪，则很难理解应该如何处理它们。有时候我们会忽视情绪，因为我们可能认为情绪是"错误的"——如，我不应该生气。此外，记忆可能在意识之外的身体感觉和情绪中被编码，因此，正如巴塞尔·范德考克（Bessel van der Kolk, 1994）那句令人难忘的短语所说的那样，身体对创伤的记忆更加深刻。例如，在创伤后应激障碍中，即使大脑"知道"这是不可能的，但身体可能仍然会"被欺骗"从而做出反应，就好像创伤正在发生一样。因此，情绪被具体化，身

处理
情绪的技术

体意识不可避免地与情感意识、情商及治疗联系在一起。那些认为自己应该永远坚强的人可能特别容易出现创伤后应激障碍，因为他们无法接受无能为力的感觉，因此无法处理创伤后应激障碍带来的负面情绪。创伤后应激障碍的另一个关键领域是对创伤的解释和意义可以维持基于创伤的情绪——似乎证实了认知评价在情绪生成中的相关性。创伤过后，一个人的世界可能会被"粉碎"，以至于那些以前认为自己"强大"的人无法接受他们在创伤期间所经历的软弱或无能为力。这再次提醒我们，尽管我们在治疗中要强调新的情绪，但思维和信念会持续影响治疗工作的进行。

雷（Ray）是一名职业运动员，当他去队医那里时，他感觉情绪低落、无精打采、身体不适。他还透露，自己与伴侣的关系也出现了问题。队医怀疑他有些"抑郁"，并建议他服用抗抑郁药，但雷对此并不热衷。之后队医建议雷去他的同事那里，这位同事是一位全科医生，他的诊所里还有一位咨询员，这位咨询员最近接受了 CBT 的培训。所以当雷到她那里时，他们开始帮助雷处理他的负性思维，雷有很多消极想法，包括"没有人真正关心我和我要说的话"。早期的治疗工作主要集中在诱发情境上，主要与他的伴侣和俱乐部里一些人的争吵有关。雷最后说："我不知道我是不是抑郁，我好像什么都感觉不到。"

克里西（Chrissie）是一名护理专家，她曾向职业健康中心（OHU）

寻求一些"情绪问题"的帮助。她解释说，她之前非常担心保密问题，但现在不那么担心了，因为她换了一份新工作，并在一个新的地区再婚。OHU 的咨询员注意到，克里西似乎因为不得不在候诊室等待几分钟而感到恼怒，然后她在整个会谈期间都表现出强烈的情绪。克里西描述说，她的第一次婚姻"很糟糕"，但在大约两年前，她新结识了一位"优秀的男子"。这些"看起来像是一场美丽的梦境"，但现在离婚期越近，他们的争吵就越多。克里西担心她会像之前一样"和一个男人再犯一个同样的大错误"。她的咨询员也注意到，她在初次会谈离开时显得很沮丧。

让情绪意识发挥作用

探索及评估情绪

就像我们在第 4 章中处理认知和第 5 章中处理行为一样，我们在这里也将通过一系列的技巧和方法来探索与情绪相关的工作，从"让情绪意识发挥作用"到"帮助情绪意识发挥作用"。从"低干涉"这一系列技术的一端开始，我们将首先检验当前事件的评估并探索情绪。在这里，来访者开始意识到自己的感受，因此，一种元情绪效应就会发挥作用：哦，这就是我一直以来的感觉！来访者现在已经跳出了情绪的包围圈，不仅意识到情绪的所在，而且感知到自己正在意识到情绪。这实际上是一种正念觉知，因此

处理
情绪的技术

正念技术与这个领域相关。情绪的转变——有时候，是有治疗作用的转变——可能在初次接触时就自发地发生，甚至在评估时也是如此。对从业者来说，对这种转变保持警惕并具备理解和利用它们的技术是很有帮助的。情绪敏感的咨询师可以从来访者的个人发展史中获悉他们的情绪发展——实际上是了解他们的情绪图式。莱希（Leahy, 2011）提供了一个全面的系统来评估和处理14 种情绪图式，其定义见表 6.1 所示。

表 6.1　莱希的情绪图式

情绪图式	典型问题
认可	你人生中的重要他人能理解并接受你的感受吗？
理解	你的情绪对你有意义吗？
内疚	你在多大程度上能接受你当前的感受？
简单化观点	你能用有时含糊不清的感觉来理解它吗？
更高的价值观	你的感受是如何与你生命中最重要的事物相关联的？
控制感	你的感受经常失控吗？
麻木感	你经常对事物感到麻木吗？
需要理性	你觉得你应该在大多数事情上保持理性和逻辑吗？
持续时间	你是否经常担心一种不好的感觉会持续多久？
共识	你认为当你有不好的感觉时，其他大多数人也是这样吗？
接纳	接受不舒服的感觉有多难？
思维反刍	当你情绪低落的时候，你是否会发现同样的想法和感觉在你的脑海中不断循环？
表达	你认为你能公开表达你的大部分感受吗？
指责	你认为你的大部分坏情绪是由别人引起的吗？

雷解释说，他之所以没有感觉，是因为他"冷漠的家庭"。他的父母都是"沉默寡言的人"，通常这些话都是关于生活中实际的一面。此外，他们认为表现出情绪的人是愚蠢又软弱的，因此他们看不起这样的人。他的父亲表现出了真正的北方人的傲慢，有一次，他对雷——一个十几岁的男孩——的一种感受做出这样的回应，他父亲问他："你知道怎么通过店铺的窗户卖马粪吗？"——可大致理解为"你的意见无足轻重"。情感上的空白也延伸到了家庭危机。雷是村里唯一一个坐火车上学的男孩。作为一个"局外人"，他被其他男孩无情地欺凌。他记得第一天放学后，他踏上火车，满身是伤，衣衫不整。他母亲在车站接他，但对他的情况只字不问。雷总结说，没有人关心我的想法和感受，这并不奇怪。我只能继续过我的生活。幸运的是，他逐渐长大，最终能够保护自己不受欺辱，但这只是他在情感上和人际关系上相当孤独的人生阶段的开始。

这段个人经历主要影响了雷表达情感的能力——在莱希（Leahy, 2011）的术语中，他受到情绪表达模式的限制，认为公开表达自己的情感对他来说是不安全的。

处理来访者的情绪工作必须有一种共情且安全的治疗关系。然而，在克里西的治疗师开始评估和处理她的情绪图式之前，就发生了一起治疗上的小事件——就像第3章中讨论的那样——这件事使一段安全的关系立即受到威胁。

处理
情绪的技术

克里西的治疗师仔细检查了他的笔记，为他们的第二次会谈做准备。他指出，克里西在第一次会谈中表现出了三种情绪——焦虑、愤怒和悲伤。这些情绪在治疗过程中不断高涨和变化。咨询员认为，正如克里西所述，她主要关注的是对即将到来的婚姻的担忧，因此，在第二次会谈中以这一点为出发点是合适的。克里西欣然同意。然后她透露了自己的一些灾难性的想法，比如吉姆（Jim，她的第一任丈夫）永远毁掉了她对自己判断能力的信任，她又一次走向了感情的地狱等。为此治疗师绘制了一张清晰的"恶性循环"图，并期望得到来访者的积极反馈。相反，克里西却爆发了一连串的谩骂："这简直是胡说八道……这些带箭头的CBT垃圾……你为什么不听我说！别再告诉我应该怎么想？!"治疗师所能做的就是不做出任何回应。会谈在混乱中结束，但至少双方都同意治疗师的建议，"给彼此几天时间，想想到底发生了什么，以及接下来应该怎么做"。然而，第二天，克里西发了一封邮件向治疗师致歉，她承认自己有些"情绪失控所以忽然就暴跳如雷"。她确认想继续接受治疗，并询问是否有可能尽快再次见面，她想亲自道歉，并解释她那天的感受。

这次会谈在一两天后就开始了。克里西解释说，实际上，她一直有脾气暴躁的问题，压力越大，她的脾气就越坏。她的这种脾气是从她母亲那里"遗传"来的，她母亲是一个"难相处的女人"，事实上，在她参加上次会谈之前不久，她母亲就给她打过电话。克里西评论道："从某种意义上说，我的一生都活在我母亲的阴影之中。"她知道她的第一任丈夫吉姆是个"坏男人",但他有个优点是他总能以自己的脾气"压制"住克里西的脾气。然而,这最终变成了压垮他们婚姻的最后一根稻草。她的新男友很温柔——但即使这样,他们现在也会争吵,"看来我似乎真的得到了一些不好的报应"。噢——顺便说一下,她那位了不起的新男友,曾接受过人本主义的咨询培训,对 CBT 能否帮助她深表怀疑!

我们可以看到,我们勇敢的 CBT 咨询师正参与处理负面情绪,但假如他们认为这是一个直截了当的问题,即确定一个具有独特认知特征的情绪焦点,并以此为基础进行干预,就可能显得有些鲁莽、草率——因为问题已经开始变得有点复杂。雷说他的主要问题是缺乏感觉,而不是抑郁,他也没有表现出任何负面想法或信念。诚然,平淡的情感往往与抑郁密切相关,所以,悲伤的情绪可能是我们首要的关注点。克里西最初报告说焦虑是她的主要问题,但现在看来似乎愤怒情绪也在她的问题框架内。

CBT 理论实际上一直都承认,在情绪障碍中,各种各样的情绪都是普遍存在的(Emery, 1999),但对于情绪处理的一般治疗作用却一直进展缓慢(Wills & Sanders, 2013)。然而,我们可以从一个观点中得到进一步的帮助,这个观点在情绪聚焦模型中得到了更好的阐述——初级和次级情绪(Greenberg, 2011)。初级情绪相对比较单一,因此,即使来访者处在心理亚健康状态,初级情绪经过处理还是能够达成治疗效果的。但次级情绪一般则会产生更多的问题，因为次级情绪因素，比如对焦虑的恐惧，以及随后的回避可能会阻碍潜在的初级情绪的处理。在复杂多变的问题情绪中很难找到适合自己的方式，这可能需要大量的试错。然而，通过识别情绪中的躯体感觉元素，以及为这些情绪找到恰当的描述性词汇、短语、隐喻或"处理"技术，可以帮助我们找到一个适当的处理情绪的焦点。

聚焦于情绪中的躯体感觉

近年来，神经科学和情绪研究领域的研究成果如潮水般涌现，极大地增强了我们对大脑如何与情感建立联系，以及大脑和身体之间的密切联系的理解。自主神经系统在调节唤起方面起着特别突出的作用，这种唤起首先在体内的感受最强烈，特别是在身体的"核心"——内脏、胃、心脏、胸部、喉咙和肩膀。有特别显著的证据表明，由于情绪困扰，心跳变得异常紊乱时，可以通过情绪治疗重新校准（Servan-Schreiber,2005）。大脑-情感-身体的联系反映在日常的情绪语言中——内心的感受、内心的动摇、肩上的重担、紧张的喉咙等等。然而，这些感觉可能是相对无意识和模糊的，而我们更有意识的大脑可能只是在模糊的刺激下才意识到它们。负面情绪的冲动可能非常强烈，因此我们有充分的理由去接受它们，而不是抵制它们——主要是因为它们受到的抵制越多，似乎就变得越强大。

CB 治疗师并不总是被鼓励去探索具体情感的内心世界，但在"第三次浪潮"的认知行为疗法中，围绕着接受和发展对情感和思想的正念意识的实践，出现了一种新的立场。此外，从其他模型中学习处理情绪的方法可以促进 CBT 的实践（Wills & Sanders, 2013），并显示出一种技术折中的方法，继承了亚伦·贝克的传统，他评论说，"如果它是有效的，那就是认知疗法"（Leahy, 2006）。

身体对情绪的感知本身是有帮助的，但它也可以延伸到其他领域，比如通过命名来表达情绪，结合身体感知使用隐喻和图像来促进情绪变化，以及开发更有目的性地处理情绪的技术。所有这些治疗活动都有匹配的治疗师和来访者技能。表 6.2 将描述如何在来访者的案例研究中使用这些技能。

表 6.2　在以情绪为中心的工作中匹配的治疗师和来访者技能

治疗师技能	来访者技能
促进情绪表达	情绪表达
帮助来访者理解情绪的流动	接受情绪的流动
教导人们对情绪保持一种留意的态度	接纳并忍受自己的感受
帮助来访者在适当的时候使用思维来调节感受	在适当的时候运用认知技能调节情绪
阐明感受和行动之间的联系	使用情绪来促使采取适应性行为
澄清感受和价值观之间的联系	用最高价值观来感受生活

有意识地接纳情绪 基于接受负面情绪的方法与正念
练习有关——这是 CBT 中最令
人兴奋的发展之一。这通常不被视为 CBT 中的心灵练习，尽管它
可能为那些像我一样对心灵练习感兴趣的人提供有用的链接。然
而，在这里我将研究一个有限但非常实用的方法：帮助来访者管
理焦虑。这涉及使用克拉克和贝克描述的 AWARE 策略（Clark &
Beck, 2012, p.142）。该策略分为五个步骤，包括让来访者学会：

1. 接纳焦虑
2. 观察焦虑
3. 带着焦虑行动
4. 重复步骤 1—3
5. 期待最好的结果

建议读者阅读该策略的完整版本。仔细观察这些步骤，我们会
发现，AWARE 的练习会让来访者与焦虑建立一种新的关系。焦
虑通常被认为是要不惜一切代价去避免的事情；具有讽刺意味的
是，这反而会加剧焦虑。接纳使来访者敞开心扉，了解情绪必须
"教给"他们的是什么。一旦被接纳，焦虑就会被"关注"，而不
是被压抑。因此，来访者可以"驾驭焦虑的浪潮"，从"担心的
压抑者"转变为"独立的观察者"。最后一步增加了一个认知的
结局，表明期待最好的结果是明智的，因为一个人最害怕的事情

其实很少发生。

AWARE 策略的使用方式多种多样——例如，作为一种行为实验来测试与情绪共处的效果，而不是试图压抑情绪让情绪"消失"。来访者常常认为，如果不抑制情绪，情绪就会失控。在实验中，他们可以发现抑制和回避情绪的效果——例如，看看这样的应对方式是否会使焦虑"反弹"而反应更强烈。AWARE 的另一种方式是将其作为在家练习的常规训练。在治疗过程中，让来访者闭上眼睛，使用渐进式肌肉放松法 [1] 进入放松状态，然后用柔和的声音读出有意识的策略脚本，这通常是有帮助的。这种练习通常会对来访者产生有益的影响，与他们一起练习可以增强他们在家自己练习的意愿，而不会出现不必要的问题。通过在治疗过程中不断地回顾来强化这种方法也是很有帮助的，尤其是当来访者在治疗过程中感到焦虑或焦虑发作时。这种方法也可以与暴露任务一起使用。一些来访者报告说，AWARE 是一种更加谨慎地处理焦虑症状的主要策略。

克里西给我们发来的道歉邮件确实让她的咨询员印象深刻——尤其是"暴跳如雷"这句话。在随后的谈话中，他注意到这个短语很好地描述了克里西在焦虑和生气时的交流方式。这是描述她经历的有力方式。咨询员也注意到这种交流方式是如何影响他

1　渐进式肌肉放松法的指导语(书面的或免费小视频)可以在网上下载。

处理
情绪的技术

的——让他感到紧张不安——就好像克里西正以某种方式把焦虑传递给他。咨询员把这个情况告诉了克里西，"暴跳如雷"可能是一种避免焦虑的方法，但可能会产生具有讽刺意味的"白熊"抑制效应（即试图不去想一只白熊，反而挥之不去），因此会使焦虑更加严重。克里西让她的咨询员大吃一惊，她接受了这个可能对她来说有点难以接受的反馈意见，当他们在会谈中一起尝试AWARE 的练习时，她反馈良好。克里西开始有规律地使用这种练习，并在会谈中和家里使用自助文本与 CD 探索正念练习。她开始报告说，在工作和恋爱中，她的焦虑感大大减轻，应对能力也有所提高。工作完成！——好吧，也不算彻底完成了。

聚焦练习

当我们谈论"发自肺腑"情绪时，我们不仅承认这些感受是根本和深刻的，而且感觉到这些情绪很可能位于我们所知的"内脏"部位，字典告诉我们，"visceral"指的是"身体主要腔体中的柔软部分，特别是躯干的内部器官"。这里有一种柔软感和开放感，并且通过联想，有一种流动的感觉。当我们经历重要的生活事件时，我们的内脏很可能发出声音，甚至"唱歌"或"尖叫"。我们经常能得到一种内在的感觉——一种被感知的感觉——但我们有时能听到和看到这种身体反应，无论是在我们自己身上还是在别人身上。我已经开始相信，像根德林（Gendlin, 1996）一样，我们可以通过相对简单的干预措施来强化我们的治疗实践，比如问来访者，"当你谈论这个问题时，你身体的内部发生了什么？"
我们可以预计，大约一半的来访者会通过寻找内心的情感体验来
做出回应，但另一半可能只是感到困惑。甚至后一种可能性也是
有用的信息——这个来访者还不能体验到一种"感觉"。这可能
是因为这个来访者还没有足够的安全感去感受或揭示这一点。毕
竟，他们"一知半解"的经验可能仍然让他们感到脆弱。

治疗师的主要作用是鼓励来访者保持内心的专注，避免因"想法
太多"而分散他们的注意力。根德林（Gendlin, 1996）提倡"低
干涉"，如果来访者不能"深入"，就再缓和地回到他们与来访者
正在"谈论"的话题，然后耐心地等待下一次探索和体验这种感
觉的机会。像格林伯格（Greenberg, 2002）这样以情绪为中心
的治疗师似乎乐于提供更多的指导和方向，如之前提到的"最近
发展区"（参见表 6.2）。

用莎士比亚在《麦克白》中的话说，聚焦技术还鼓励来访者"说
出自己的感受"。这些单词、短语和图像可以作为"引子"，命
名它们可以为情感体验的进一步发展提供机会。隐喻和叙事发
展等创造性手段也可以用来扩展这项工作。这种感觉和意义的
扩展是通过单词和感觉之间的一种反复试探来进行的：此项工
作通常以"这是表达你感觉的单词吗？不完全是。这个词怎么
样？仍然不完全是，但更接近"。在这些治疗师和来访者的交流
中使用的技能范围见表 6.2，不过需要注意的是，表中各列之间
并没有严格的匹配——任何列之间都没有。匹配治疗师和来访
者对治疗做出"贡献"的整个过程详见下列来访者案例研究中

的流动和反流动对话。

雷在治疗中的进步很大。他和他的伴侣决定分手，但是以一种友好的方式结束这段关系。雷的抑郁症也逐渐好转，治疗会谈也减少到偶尔一次的会谈"跟进检查"。大约一年后，在他开始一段看似很美妙的新恋情几个月后，雷的情绪突然急转直下，要求进行紧急会谈。他的新伴侣透露了一段旧关系中的一些"包袱"，雷觉得这些"包袱"很伤人，也很难处理——与其说是"包袱"本身，还不如说是他偶然发现了他认为新伴侣本应该告诉他的事情。他陷入了令人麻木的悲伤之中，几乎无法解释自己的感受——这是另一种痛苦的来源，因为他认为自己现在应该更善于表达情感才对。因此我们进行了下面的对话。

> P1：所以，还记得吗，我们曾经谈过你有时能够使用你的情绪——你现在的内心感受是什么？
>
> C1：我的每一部分都想要离开。
>
> P2：这是你受情绪影响想要去做的事情——我想问你的感受是什么？
>
> C2：我真不敢相信在我们"扫清"过去，要开始这段关系的时候她居然没有告诉我这件事，（现在咨询师只是指了指他的身体）我不知道你的意思……（咨询师指出另一个身体信号，并要求雷说说那个部位的感受）……我想我觉得我内脏好像拧到了一起……（问他

是什么拧到了一起）……就像一个很热的快要爆炸的东西……愤怒，我很生气！……（稍后在对话中）……

P3：还记得我们以前对你的印象吗？当你情绪低落、想要走开时，实际上是躲起来……就像山洞里的熊……而现在，熊好像在愤怒抵抗。

C3：是的——我害怕如果我生气了，将永远结束我们的关系……我不确定我是否有权利告诉她该如何过她的生活——因为我觉得这样可能会太武断？

通过让雷"保持"（P2/C2）并通过意象（P3）增强他的"感觉"，咨询师加快了治疗工作，并因此获得了新的空间——之前"卡壳"的感觉被释放出来，现在正在流动——但也存在危险。释放出来的愤怒确实具有破坏性。雷可能会在治疗过程中或之后与他的伴侣一起被这种情绪淹没，所以，我们现在需要找到一种健康的、具有适应性的愤怒形式。雷在 C3 的陈述可能隐含了一个自我批评——"你不应该生气"——这种批评可能会抑制他的愤怒的宣泄和找到更加健康的应对方式的能力。咨询员试图通过回应雷的恐惧来"软化"雷内心的"批评家"，雷担心自己没有权利对他的新伴侣的感情生活表现出坚决而强硬的态度，因此咨询员提出建议：利害攸关的不仅是他伴侣的生活，而且是他们共同的生活，并问雷是否有权利在这方面有自己的看法。雷认为他确实有，所以现在能够更好地接纳他的愤怒。现在，他回忆起在这一章开头引用的亚里士多德的名言，这使咨询师大吃一惊。这有助于雷更冷静、更深思熟虑地讨论这种情况下的是非曲直，以及如何能够更果敢地将事情处理好。

我们有必要暂停片刻，简单地思考一下，在最后的这几个案例中，如果 CBT 工作不是那么注重情绪意识和情商的话，案例中的交流应该如何建立和发展？克里西担心的是她的婚姻可能会出现问题。我们可以很容易地把这些预期看作基于过去的证据而得出的灾难性结论，而不是当今现实的情况。然而，我们很容易想象她对认知重建的反应，她说她能看到自己的想法是有些灾难性的，但她仍然感到担忧；毕竟，婚姻是人生中非常重要的一件事，确实值得担心。通过帮助她有意识地运用 AWARE 练习，我们认真地对待了她的恐惧，并讨论了如何在她担心的现实部分采取行动——制订一个长期计划，最终能够不让自己"陷入感情地狱"。我们还向她介绍了一些技术，这些技术可能对她生活的许多方面都有好处。从技术上讲，我们可能还增强了随之而来的任何认知干预的效果。对于雷，咨询员并没有假设他只是感到抑郁，而是请他尝试表达出其他可能的情绪，因此，当愤怒出现时我们并没有感到很惊讶。亚伦·贝克对认知疗法的发展开始于他对旧的精神分析理论的挑战，即抑郁是逆向的愤怒（Beck, 1967）。事实上，尽管贝克注意到了让来访者表达出愤怒的好处（Beck et al., 1979, p.171），但他在治疗中处理愤怒的一般性建议更倾向于将愤怒平息，并帮助来访者对那些让他们感到愤怒的人给予一定的共情（1979, p.180）。然而，在重新阅读关于逆向愤怒的争论后，现在我认为，贝克的争论不仅质疑在对自我愤怒的背景下关于愤怒的观点，同时也质疑了之后进一步提出的源于抑郁的来访者有"受苦的需要"的假设（Weishaar, 1993），这种观点即使在那种模式中，也是一个不再流行的心理动力学概念。在雷的案例中，他确实感到很受伤，既悲伤又愤怒。帮助他利用表达出自己的愤怒来明确他想要的东西，并激励他寻求他真正想要的东西（经过适当反思），这种方式似乎要比关注他对自己明显的负面想法，或者试图帮助他放下愤怒并以完全理智的方式接近他的伴侣，看起来是一种更为积极的方法。当你想要挽救一段感情时，一定要有激情——事实也的确如此。

小建议　　　聚焦

　　　　1.为自己找到一处私密的空间，放松身心。倾听鼻腔中你的呼吸。当你走神的时候，告诉自己，那就是思维所做的，不必理会，让自己回到呼吸的声音中。

2.舒适地坐着，从横膈膜（丹田）处平稳地呼吸，然后放松。

3."扫描"全身。了解你身体的总体感觉，然后开始注意其中不同的部分。有让你不舒服的感觉的结节吗？这些结节在告诉你些什么呢？

4.你坐在那里，慢慢地把注意力集中到你最关心的事情上。

5.看看你能否用语言表达你的感受——用一个清晰的、描述性的

处理
情绪的技术

词汇。如果很难找到言辞来表达，回到身体的感觉，问问自己的身体在说什么。在感觉和正在形成的语言之间不断地来回寻找。有时候，这种感觉会越来越强烈，直到你找到一种"没错，就是这样"的那个词。

6. 继续检查这个词语是否正确。如果这个词语确实匹配你的感受，就让这个词语的意思开始流动继而改变。

7. 不断地接收感觉并感觉词语和短语的意境。让它们流动，不断地告诉你：你的感觉和你需要什么。

8. 让体验结束：现在可以结束吗？事后检查（尤其是与来访者）：真的可以结束吗？如果在我们下次见面之前这些感觉再次出现，你会怎么做（安全程序）？

通过情绪表达改变情绪

来访者通常可以从使他们的语言表达的情感与他们的具体情感相一致中受益。尽管情感的语言化和"理智化"可以避免情感的全面体验，但语言也可以在成功的情感工作的"达成协议"中发挥关键作用。有一个古老的精神原则，某些事物只有在它们最终被正确命名时才能被充分理解（Whitehead & Whitehead, 2010）。并不是只有一个真实的词可以恰当地描述任何普遍意义上的情感；更重要的是，对这个人来说，在这种情况下，在这个时候，可能有一个词比任何其他词都更能贴切地捕捉到这些感受存在的本质。在寻找能够做到这一点的词语、短语、隐喻或叙事的过程中，也存在着某种内在的治愈作用。在这个意义上，情感是由体验并试图表达它们的人构建的。在精神叙述中找到"真正的名称"通常与"探索"这个概念联系在一起，这是一种英雄式的斗争，或是考验一个人的旅程。因此，这种来访者和治疗师之间的共同创造过程具有一个令人满意的授权元素，并挑战了来访者是其情绪的被动受害者的观念。

就在婚礼前几周，克里西在极度恐慌中寻求帮助，她需要试着去表达心中令她不安的情绪。她描述说，当她隔着房间看了看未婚夫，心里想，"我不是真的爱他"。当她发现用"恐惧"这个词来形容她的感觉时，她终于可以用语言来表达内心深处的焦虑。然而，这似乎帮助她"刺破疖肿"，并鼓足勇气用真正适合她的方法去承担风险。

雷同样专注于寻找与他的情况相关的"引子"和隐喻。我们让雷努力去发现如何感受亚里士多德在这一章开头所说的所谓"用恰当的方式来发怒"。在这个过程中，他对这种情况感到非常沮丧，以至于他做了一件前所未有的事情——他对他的咨询员发了脾气——他愤怒地对她说："你说我应该感觉到我的感受，但如果这就是我感觉到的感受，那么——去他XX——那就是一场'士兵游戏'（形容一件事情既烦人又费劲）！"咨询员后来向他吐露，当他这样说时，她也曾想过，"如果这就是教你感受到你的感受的感觉，那么去他XX——这也是一场'士兵游戏'"。这种对"太过人性化"的想法和感受的相互认同，让他们之间产生了一种有趣的感觉，也让他们自由地讨论了这样一个事实：或许生活实际上就是有点像一场"士兵游戏"。

处理次级情绪

人们对这样一个事实可能没有给予足够的重视，即认知治疗的初始前提并不是关注来访者只有负性思维这个观点，而是他们经常有两个思维流相互平行——其中任何一个都可能是基础，无论是主导情绪，还是他们可能感受到的任何其他情绪（Weishaar，1993）。我们经常看到，接受治疗的人可能会感受到一种无法表达的主要负性情绪，这种情绪一旦被表达，就可能被成功地处理掉。例如，一个人在一段关系结束时感到非常悲伤，这是可以理解的。这个人可能无法完全表达悲伤，因为他害怕被随之而来的空虚浪潮所淹没。因此，他最终表达的是一种不那么具有威胁性的情绪，比如对未来的焦虑——在这种情况下，因为这是一种外化的感觉——甚至是对"抛弃"他们的人的愤怒。这种情绪的线索往往在于治疗师对愤怒和 / 或焦虑的感受如何；次级情绪常常让人觉得表达这些情绪的人是在"一遍又一遍……老调重谈"，因此，实际上，暂停"向前推进"治疗对来访者可能是有帮助的。事实上，我们这里所拥有的是一组相互竞争的想法和感受，来访者可能会体验到"我脑海中的两种声音"。这对来访者来说是一次艰难的体验，甚至会让来访者感到轻微的分裂。在这种情况下，"让这两种声音同时出现"通常对治疗是有帮助的。理想的方法参见"空椅子"和/或"两把椅子"疗法，弗里茨·珀尔斯（Fritz Perls）首创的这项工作现在主要用于情绪聚焦疗法中（EFT; Greenberg, 2011）。赋予情感一种声音并使用象征性椅子的方法也用于慈悲聚焦疗法（CFT; Gilbert, 2009a）。

雷认识到，他正在努力探寻，当他的新伴侣唐亚（Tonya）没有告诉他关于旧关系中"包袱"的问题时，他的愤怒是否"正确"，这在一定程度上反映了他在处理对自己的愤怒时的挣扎。当他对自己感到焦虑不安或沮丧时，他就开始自我批评。他的咨询员提出了自我同情的想法，但也发现了一个阻止他这么做的信念："我想对自己宽容一点，但如果我这么做了，我就会为自己找借口而感到内疚。"这样的说法很好地说明了一种矛盾的分歧，并表明"两把椅子"的方法可能是有用的。当咨询员请雷进入"两把椅子"的情景扮演中时，雷将他的批评者称为"圆颅党"，而在另一把椅子上——那个会"找借口"的人则是"骑士党"。两人很快就开始了战斗，"英国内战"也在治疗室的地板上象征性地展开了。

处理
情绪的技术

C1（扮演圆颅党）：你就是这么低劣——穿着华服，说着大话。你只是在找借口，因为你懒得遵守纪律和努力工作。像我们这样的人必须做艰苦的工作——你痛饮美酒，过着逍遥自在的生活。别指望我同情你。

P1：好，坐到另一张椅子上去，告诉他，认真地告诉圆颅党，听到他那样说是什么感觉。

C2（骑士党对圆颅党说）：这太苛刻了——饶了我吧！我所做的一切都是为了帮助我们更好地享受生活——我的意思是，不要那么无情——难道你看不出你正在拖垮我们吗——你会让自己生病的，我不想那样——你是我的兄弟！……（圆颅党）很好，我们可以谈谈这个，但是我们也可以谈谈为什么我要把你从一个洞里拉出来这么多次……（骑士党）你知道我不好——我从来没有像你这么坚强，也不像挥舞双拳那么容易。你知道，我真的很感激你这么多年来对我的帮助。

我们可以看到一个论点有两个方面，两个方面似乎都不是完全正确的，但是询问来访者哪一方面对他有吸引力总是很有趣的。雷认为圆颅党表达了他在坚韧的北方家庭学到的对情感"忍气吞声"的态度，并对这种态度的力量印象深刻，但骑士党得到了他所有的同情。然而，在这段对话中，某种建设性的参与已经开始，并提出了达成某种协议的希望，与此同时，雷的内部感觉也更加全面和完整。在 P1 中，咨询师通过让雷相对快速地从一把椅子切换到另一把椅子来保持情绪水平和紧张感。我们可以注意到咨询师的语气——"认真地告诉"传达了紧迫感和沟通情感以及语言的需要，以及来访者——"这太苛刻了"则传达了对方话语的情感效果。

同样令人感兴趣的是，"兄弟"的概念是如何被引入这场对话的。雷解释说这与他们的家族历史有关。这种圆颅党的态度反映了雷所经历的相当严峻和坚韧的养育方式。我们已经注意到这在某些方面是如何发挥作用的——当然是如何帮助他在体育环境中培养自律。然而，令雷感到美中不足的是，他的父母似乎没有对他的弟弟采取同样的态度。

有时这种"两把椅子"的方法更像是"空椅子"的方法。"空椅子"的工作更多的是试图改变虐待和忽视的影响，我们将在下一节与EFT 的另一个有用的想法一起描述——用情感来改变情绪。

转变情绪体验

以情绪处理为导向的治疗，通常至少与认知处理的某些元素相结合，如眼动脱敏与再加工（EMDR）模型（Shapiro, 2001），最近几十年在治疗领域产生了重大影响。我们在本章早些时候就指出，减少负性情绪并不一定会导致积极情绪的增加，因此，人们对开发能实现更激进的"转变"负性情绪的方法越来越感兴趣。EMDR 尤其被用于创伤后应激障碍，有时具有显著的变革性效果（Servan-Schreiber, 2005）。在这本书的第一版中（Wills, 2008a, pp.116-121），贝斯（Bes）的案例研究展示了一种更通用的方法来改变创伤。另一种使用"空椅子"的框架的转换处理形式，将在克里西的案例中详述。这项研究的重点是用情感来改变情绪，并且能够从情感中"转移"出来。

克里西安顿下来了，她即将搬到一个新的地方，这意味着她必须结束她的治疗。她说，作为最后一项工作，她想看看她的愤怒问题与她过去和现在与母亲的关系有什么联系。她对自己早年生活的描述，似乎对父亲的任何提及都进行了"润色"。只有当咨询员对此质疑时，克里西才揭示了她童年中一些重要但此前未被揭示的方面。克里西的生父在她 5 岁的时候去世了，她似乎对他没有任何记忆——其中一件事很能说明问题，就是她撕毁了他的一张照片。她的母亲再婚了，但克里西称她的继父"毫无存在感"，而且是"一条可怜虫"。她从手提包里拿出一张旧照片。照片中，15 岁左右的她和另一个十几岁的少女琼（Jo）在一起，琼是她继父第一次结婚时的女儿。琼穿着时髦，梳着引人注目的发型，而克里西则穿着一件邋遢的雨衣，留着近乎"锅盖头"的发型。"这就够了，是不是？"克里西说，"他不想要我，也不给妈妈钱给我买好东西。"这种解释在视觉上得到了令人震惊的证实——当咨询员看着这张照片时，他感到非常难过。克里西补充说："这就是为什么我对妈妈这么生气——她似乎从来没有为我而战，只是接受了他的刻薄。"

克里西对母亲的指责是"未完成事件"的典型标志，在人际生活中是一个重要事件。然而，忽视和创伤的主题表明，揭露这一点可能是一项深刻而令人不安的工作。克里西似乎坚持要"去那里探索"，但咨询员认为她应该首先考虑不这样做的情况。争论的焦点是"现在就去"还是"以后再去"——这是一个重要的问题，因为克里西也面临着即将到来的人生转变：到了适婚年龄，面临新工作、新城镇，同样重要的是，结束治疗。影响他们决定"现在就去那里"的因素是最终克里西坚持说她"已经和我一样准备好了"，而她的问题是"如果现在不去，什么时候去？"克里西把她母亲放在空椅子上，一开始，事情似乎进展得相当顺利。她把自己的痛苦和怨恨告诉了另一把椅子，但声音明显很平淡，似乎也缺乏激情。在会谈结束时，她反思道："不，我在努力，但我似乎无法真正把愤怒发泄出来，我一直认为这不是她的错。这是他——我的继父——一如既往地躲在她身后。"她还记得，她的母亲有时会站在女儿一边，甚至赢得一些奇怪的让步。她还看到，在克里西的生父去世后，她的母亲处境非常糟糕。他们决定再试一次——这次是让她的继父坐在空椅子上。然而，克里西似乎又犹豫了。她从另一把椅子上转过身来，对咨询员说：

> C1：……我不能这么做，这太刻薄了。他现在老了，又在生病——实际上差不多快死了——反正他是不会改变的。

P1：问题不在于他现在怎么样。你其实是在和那个你记忆中的他交谈，他是如何在你的脑海中扎根的——这是可以改变的……

经过一番讨论，克里西又试了一次，但她发现自己的话哽咽在喉咙说不出来。

　　P2：深呼吸，慢慢来……从你觉得最难开口的部分说起……

　　C2：哦，我的天，我只是觉得如此……如此……衣衫褴褛……如此孤独……如此羞愧……

　　P3：告诉他——这就是你的所作所为带给我的感受……

在 P1 中，咨询员通过提供一些素材来帮助来访者抵抗她的干扰信念，即她认为即使只是象征意义上对一位生病的老人表达愤怒也是"刻薄的"，从而让她能完成对自己的治疗工作。咨询员实际上是在提醒克里西，此时的目标是治疗她的内部过程——继父和他的动机是两个独立的问题，在另一个时间可能解决，也可能解决不了。她在 P2 中接受如何处理情绪任务的训练，然后在 P3 中咨询员的提示下接受指导。过了一会儿，她终于能够对着那把空椅子发泄一阵愤怒，最后说："你让我无地自容……人们认为我现在应该为你感到难过——他们一定是在开玩笑。"在这之后，克里西感到疲惫不堪，而在她的下一次会谈，也就是最后一次会谈中，她说，她觉得自己"彻底洗清了"一些她已经感觉很长时间的无处不在的羞耻感，至少现在是这样。她知道还有更多的事情要做，但还是感谢咨询员让她走了这么远。目前还不清楚她后来发生了什么，也不知道她是否选择继续处理这些问题。

结论

在谈到关于在 CBT 中处理情绪的最终结论之前，需要注意的是，我们已经看过两个来访者的案例，一位男士和一位女士，在这些情况下，他们开始采取相反的方式处理情绪，而不是通常描述的情感功能的"性别化"（Power, 2010），部分原因是我们故意选择了违反性别刻板印象的案例。一般来说，女性将愤怒内化为悲伤，男性将悲伤外化为对他人的愤怒，这在社会上可能更能为人所接受——具有讽刺意味的是，这一点在我们的案例研究中没有得到证实——表明刻板印象是可以改变的。情商策略似乎为男女双方提供了更好的前进道路，希望这能成为男女团结一致的情感项目，并在适当的时候互相帮助。

塞尔旺 - 施莱伯（Servan-Schreiber, 2005）提供了一个很有说服力的案例来证明情商如何能够促进身心健康的巨大进步。目前，以情绪为中心的心理治疗似乎正在形成势头，但值得注意的是，情商和以情绪为中心的心理治疗决不能忽视认知和行为改变做出的重要贡献。然而，在某种程度上，新情绪疗法的影响如此

处理
情绪的技术

大，以至于 CB 治疗师不能忽视它们。我们应该对能从这些方法中学到的东西持开放的态度，就像本章聚焦练习那一小节中展示的案例建议的那样，这很简单，只要学会问来访者，他们是否感觉到了身体上的问题。这些身体感觉的变化可以被认为给我们提供了很好的信息，告诉我们治疗工作的进展如何。和以前一样，我们使用一个连续体来展示一系列技术，包括那些与正念和接纳相关的相对非指导性的方法，以及更有指导性的方法，如以情绪为中心的疗法中的"空椅子"和"两把椅子"干预。我希望在未来几年，CBT 从业者和实践那些理论模式的咨询师之间的合作会增加，尽管这些模式乍一看可能并不容易与 CBT 兼容。我认为所有模式的治疗师都应该相互学习，相互借鉴，我相信这样的努力可以使双方受益良多。我希望，至少我能启发读者尝试用以情绪为中心的疗法来加强他们对 CBT 的实践。

练习提示及建议

形式: 个人练习或小组讨论

在第 1 章中，我们考虑了与 CBT 实践相关的一套原则，并要求你考虑能够在多大程度上认同这些原则，无论你是在帮助他人或想要帮助他人的时候，作为指导你帮助来访者解决心理问题实践的原则。下面，我采用了一套与以情感为中心的帮助实践相关的原则，并将它们改写为一系列简短的"练习提示"。与第 1 章一样，请你考虑每个原则或提示，首先，考虑一下你能够"签订"

这些原则的热情。其次，你还可以确定你个人，作为帮助者，与你的特定来访者或在你实际工作或希望工作的特定帮助机构中使用它们时是否有任何保留意见。将你的回答与该组中其他人的回答进行比较和对比。

CBT 中处理情绪的原则

1. 建议治疗师观察和评估来访者表达和使用情绪的方式
2. 建议治疗师观察和评估他们自己表达和使用情绪的方式

观察和评估情绪有助于

1. 增强对情绪的意识

2. 提高对情绪的接纳度

3. 更灵活、更有效地表达情绪

4. 更灵活、更有益地运用情绪

5. 采用更灵活且更有效的方法来调节情绪

6. 更有可能转化情绪并治愈

7. 增强自我的潜力

8. 更有可能利用情绪产生新的意义

9. 更有可能在治疗关系中产生正确的情感体验

处理
情绪的技术

推荐阅读和资源

书籍

Elliott, R. et al.（2004）*Learning emotionally focused therapy*. Washington, DC: American Psychiatric Association.

Greenberg, L.S.（2002）*Emotionally focused therapy: coaching clients to work through their feelings*. Washington, DC: American Psychiatric Association.

Greenberg, L.S.（2010）*Emotion-focused therapy*. Washington, DC: American Psychiatric Association.

Power, M.（2010）*Emotionally focused cognitive therapy*. Chichester: Wiley.

Servan-Schreiber, C.（2005）*Healing without freud or Prozac*. London: Rodale.

DVDs

Greenberg, L.S.（2004）*Emotion-focused therapy for depression*. Washington, DC: American Psychiatric Association.

Greenberg, L.S.（2007）*Emotion-focused therapy over time*. Washington, DC: American Psychiatric Association.

处理
持久的负性生活
模式的技术

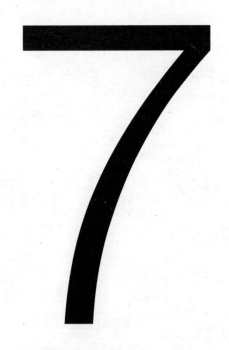

一切都取决于教育。

——列夫·托尔斯泰，《战争与和平》

引论：过去、现在的过去和已建构的过去

过去的电影中，精神分析取向的精神病医师经常展示他们对患者的过去做一些复杂的弗洛伊德式的陈述，结果却得到患者不甚认同的质疑。一方面，精神病医师在自己的案例解释中有着"上帝般"的确定性。但另一方面，即使这种解释被认为是真实的，如果患者不认可就被认为是在"阻抗分析"。有时，虽然患者认为这样的分析完全是"胡扯"，但也会怀疑医师到底是不是正确的。当然这些说法可能是用相当古老的语言表达的过时观点，但这种分析今天有时仍能听到。在某种意义上，我对精神病医师和患者都有一点同情。我们刚刚在前一章的结尾看到来访者克里西的过去是如何影响她现在的问题的——她和她的三个父母都有"未完成事件"。然而，通常很难精确地描述这些过去的经历是如何影响现在的，有时来访者本身可能就"当局者迷"。另外，来访者毕竟在他谈论的过去中生活过，只有他能完全了解过去的经历所

包含的许多错综复杂的情况。然而，即使最有见地的解释也可能有错误，并且更为一般的解释通常听起来也令人难以置信。

本章的目的是回顾 CB 治疗师处理来访者过去形成的根深蒂固的问题所需的技术。它将首先关注图式概念对这项工作的重要性，并将展示图式模式的特征如何影响问题的最佳处理方式。我们关注基于问题图式功能的假设方式，并向来访者阐明对假设的觉察是如何有益于改变过程的。从业者可以通过使用箭头向下技术来帮助改变这个过程，然后帮助来访者制订假设"抽认卡"。抽认卡很自然地引导了目标的设定，目标的设定涉及我们可以鼓励有价值的行为去解决和克服与功能失调假设相关的问题模式。然后我们将描述一组针对有问题的核心信念和模式功能的其他方面的类似过程。本章的两个关键的案例研究将围绕两个来访者——布鲁斯和安托瓦内特（Bruce & Antoinette）展开，遵循 CBT 方法基于改变持久的生活模式的路径。在阅读本章时，我建议读者既保留我们在开场白中描述的患者的一些怀疑态度，也保留精神病医师理解和阐述问题的热情。与此同时，我们应该意识到，我们对过去的记忆总是不完整的，有些是我们靠想象建构起来的——但是也同样有效。通过保留这两种品质，并理解它们之间的关系，我相信治疗师可以创立一种方法来处理来访者过去的经历，既丰富多样，也有一定程度的保守。我们可以建立与来访者的深层次治疗关系，以确保我们的理解不会令他们感到压抑。人类的经历，尤其是那些遭受创伤和虐待的经历，总是超出我们的理解范围，假装不去碰触这段经历是为了短期改变我们的来访者。

我们过去的经历是如何影响我们的

当我们试图解释来访者是如何变成现在这样时，咨询师和心理治疗师有时会犯"心理化"的错误（Gordo & De Vos，2010）。批判心理学领域的"心理化"一词意味着，心理学家过分扩展了他们的作用范畴，妄图仅仅用心理学术语来解释人类功能的各个方面，从而忽视了社会和政治环境的重要影响。但是在最坏的情况下，"心理化"可能与现实中的不可抗力"串通一气"，不希望理解、辩论或改变这些因素的影响。批判心理学家将这种观点应用到心理学和心理治疗的许多方面，在我看来，具有讽刺意味的是，其他心理治疗流派倾向于指责 CB 治疗师将自己视为现实的假想代理人，而不考虑他们自己在其中所扮演的角色（Hall & Iqbal，2010）。明智的工作方法是我们需要了解宏观社会力量如何经常对来访者的生活产生压迫性影响。我们仍然可以帮助来访者了解他们的情况，但还必须考虑我们在这些基本的社会—政治性问题上的作用。我们应时刻谨记，每个人自出生受到的环境影响因素就是不一样的，其中一些影响因素可能更大，比如，因残疾、贫困、性别和种族等而可能受到的歧视。当然，大多数这样的人并没有心理问题，但从统计数据上看，他们都属于心理问题的易感人群，甚至可能会有更严重的问题，例如人格障碍（Coid, Yang, Tyrer, Roberts & Ullrich, 2006）。

在本章中，我们将探讨如何将这些与生俱来的不利因素带到图式聚焦问题中——在这片领域中，来访者可能会表现出人格障碍的症状。本章不能面面俱到地分析各种不利因素，也不能说图式疗法针对人格障碍的来访者就能直接"药到病除"，我们还必须在别的理论中寻求解决方案，请参阅本章末尾的"推荐阅读"。然而，我确实相信，在不同类别的心理问题之间存在着很大的灰色区域，这意味着与早期经验相关的图式和人格问题相对普遍（Coid et al., 2006），并且在很多没有表现出类似人格障碍症状的来访者身上也能看到。这种实用的精神病学分类观点在其他地方有更全面的描述（Wills & Sanders, 2013）。因此，这里的目的是描述来访者的日常陈述，重点是与早期经验相关的特定图式，并展示 CBT 技术如何适用于这些情况。

关键案例研究

布鲁斯，正步入他的而立之年，作为一个早产儿，人们都认为他不太可能在重症监护中存活下来。但他做到了，并成长为一个正常健康的小男孩，这似乎是一个奇迹。他在一个艰苦地区的工人阶级家庭长大，尽管如此，在上小学期间，他的成绩很好，很快他的阅读能力就超过了大多数同学。但他的牙齿发育不太好。他的牙齿发育不良，出现了严重的口腔问题。不幸的是，他所有的牙齿都必须被拔掉，这样，从9岁起，他就只有戴假牙了。起初，这并没有让他太烦恼，因为他的同学们把他的假牙看作一种新奇的东西。然而，他在中学时却因为这件事而饱受嘲笑。他发现对他来说和女友相处总是很难，因为他总在为如何以及何时向她讲述自己的牙齿问题而焦虑不安。他获得了学位，找到了一份好工作，但人际关系问题依然存在，他开始担心自己会孑然一身。在创伤性地结束一段他曾寄予厚望的感情后，他患上了严重的焦虑、失眠和抑郁症，并被转介给精神科社康护士（CPN）以寻求心理帮助。

安托瓦内特也30多岁了，她有多种血统，是一名护理工作者。她的父亲在20世纪60年代初从牙买加移民到英国，后与一位英国女人结婚。几年后，安托瓦内特出生了。安托瓦内特的父亲在她7岁时不幸死于一场悲惨的工业事故。她的母亲对丈夫的去世非常难过，并陷入了极度的悲伤和抑郁之中，最终不得不接受电休克疗法（ECT）的治疗。

安托瓦内特只好去和她母亲的妹妹住在一起。安托瓦内特从一个不幸家庭的压力中解脱出来，在姨妈家逐渐活泼起来，并第一次在学校表现良好。她的母亲在医院里住了很长一段时间后，仍然很虚弱，于是决定让安托瓦内特继续和她的姨妈住在一起。后来她母亲再婚，与安托瓦内特越来越疏远。安托瓦内特获得了成为一名护理工作者的资质，但她发现自己很难与他人建立关系。这时，她和姨妈的关系似乎也有些僵化，因此她过着相当孤独的生活。在接受了一个志愿机构的帮助后，她来寻求更多的专业咨询，该机构认为她需要更长期的咨询。

CBT 对具有持久的负性生活模式的来访者的治疗工作主要集中在早期适应不良图式（EMSs，此后简称"图式"）的概念上。图式的理论和本质我们在前面的一些章节中已经描述过，在这里，为了便于描述，我们使用一个比喻来将图式比作一个"社区"，在这个"社区"中，来访者功能的各个方面可能在此"聚集"。此外，这是一个"不良风气"盛行的社区，在这里我们可能会"呼吸"到毫无价值、失败或权利的气息。在这一章中，我们将特别关注那些隐藏在这些"社区"角落里的信念——之前用术语"假设"和"核心信念"来描述——在本章前面也再次描述过。布鲁斯的案例研究将探索假设在持久的负性生活模式中的运作方式，安托瓦内特的案例研究将探索核心信念的类似领域。我将展示 CBT 技术如何被用来提高对假设和核心信念的认识，然后描述在可能的情况下如何修改它们的策略。

CBT 中早期适应
不良图式的本质

"图式"这个词最早可能是巴特利特（Bartlett, 1932）在关于记忆的著作中首次在心理学语境下使用的。他以他的著名故事《鬼魂之战》为例来说明记忆是建立在直接回忆基础上的，故事重建是建立在之前的记忆结构，即图式的基础上的。贝克等人（Beck et al., 1979）利用早期适应不良图式的概念，从理论上论证了特定的来访者是如何容易产生"抑郁向"偏见的，尤其是与对自我、世界和未来的消极想法的"认知三元组"有关的偏见。然而，这种偏见并不总会表现出来，但可能会被触发，尤其是当来访者已经处于负性情绪中时。尽管图式偏差是一个非常可信的概念，但公平地说，很难通过实验来证明它，而且对于抑郁症的"起因"只有在抑郁症出现后才明显的这一观点，是一个"鸡与蛋的问题"。与CBT的其他方面一样，认知和图式过程的研究正在帮助我们构建一个更复杂的版本，虽然当前版本已经是一个很有用的临床概念（Wells, 2000）。将早期适应不良图式的概念视为一种有用的临床隐喻可能是最明智的。我也同意伊安·詹姆斯（Ian James, 2001）关于以图式为中心的工作的警告，因为它似乎在一些新手治疗师中引发了一种令人担忧的"业余精神分析"倾向。在以图式为中心的工作中有很多令人兴奋的地方，但也有很多需要谦虚谨慎的地方。

在认知疗法的最初个案概念化中，"图式"一词涵盖了我们现在认为的"假设"和"核心信念"。现在，尽管这个术语不是完全通用的，大多数CB治疗师将早期适应不良图式描述为一个包含无条件信念（如"我很坏"）和有条件信念（如"如果我能取悦人们，那么人们可能认为我很好"）的整体"结构"。例如，这两种信念都可能发生在"无价值"模式中（Young et al., 2003）。越来越多的人认识到图式是相对模糊的实体，常常与对自我模糊、直觉和本能的感觉有关。这可能是因为它们是在早期经验中形成的,有时是在来访者有足够的词汇来描述它们之前就形成了。因此,它们在意识中只被记录为身体感受。

随着时间的推移,负面经历可能会被保留为核心信念:也就是说,具有两分法性质,可能与儿童早期认知相关的两分法思维有关。因此,早期适应不良图式尤其难以更改。似乎有各种图式维护过程增强了这种对更改的抵抗力。消极模式可能以一种稳态的方式运行,例如,用更多的消极偏见扭曲更多的积极信息,这样它们就不必改变。积极信息似乎也会从图式中被"弹开",因此不会被来访者注意到或保留。确实,进入图式的信息往往会沿着与第 4 章描述的认知扭曲操作类似的路线被扭曲。

因此,我们需要将弱化有问题的模式作为治疗的第一步,同时构建更具功能性的替代模式。一旦这些新结构达到一定的临界量,即使开始时只是很小的部分,大脑中就会开始有一个区域可以容纳积极信息。将替代模式构建为可以继续开发的相对稳定的结构非常重要。但是,由于它们已经在深层编码,我们需要提醒来访者做好心理准备,因为它们可能永远不会被彻底根除。从来访者的角度看,让他们建立一种不同的、更具洞察力和接纳度的关系更为有用。治疗师可能会遇到更多来自进行图式工作的来访者的阻力(Leahy, 2003)。来访者可能会"拉拢"他们自己和他们的咨询师跟随他们的模式走,并且可能需要一个策略来有意识地断绝图式行为。一个消极的图式可以比作一段和一个老相识的关系,并且这个老相识似乎总是对我们有消极的影响。在某些时候，我们意识到我们没有从这种关系中得到任何有益的东西。我们可能会避开它们，但我们还不能总是阻止它们不时出现在我们的生活中。它们会继续试图对我们施加旧的负面控制，但我们至少可以阻止它们这样做，第一，不要再与消极图式相互纠缠，第二，减少对旧的负面嘲笑声音（比如，"你真没用，你不应该享受生活"）的重视。有时候我们甚至可以主动给它们一些它们自己的反馈："你说——好吧，我不会让你有权力这样对我，非常感谢！"

处理负性假设（条件信念）

处理负性假设或"生活规则"的一种方式是将它们视为一种补偿机制，这种方式将帮助人们应对自己根深蒂固的负性核心信念。像"我不够好""其他人不会帮助我""世界是一个充满敌意的地方"之类的想法本身就是他们不得不忍受的负面意识。如果人们真的相信这些，那么他们可能只会获得最低程度的幸福感以及满足感。然而，虽然身处这些负面意识里，人们还是会自然而然地想"好吧，我可能是个坏人，但也许有一种方法可以让别人至少觉得我还好，如果可以的话，也许甚至在某种程度上让他们觉得我还不错"。

布鲁斯被一种无处不在的带着缺陷的感觉所困扰，当然，在某种意义上他确实是这样的。他从阅读中得到慰藉，享受在文学世界中徜徉的感觉。他读过一本关于 18 世纪的激进分子约翰·威尔克斯（John Wilkes）的书，他以长相丑陋而闻名，却也给人留下了积极的印象。当被问及他是如何做到这一点的时候，威尔克斯回答说，为了获得别人的认可，他需要半个小时来摆脱这张脸对他造成的负面影响（Cash，2007）。布鲁斯对拥有威尔克斯那优秀的口才毫无信心，但他确实把威尔克斯的话当作一种鼓励，认为他至少可以利用自己的个性给人留下良好的印象，"如果我能成为一个有趣的人，那么他们也许会忽略我的缺点"。当他试图找到一段令人满意的关系时，这种由假设驱动的策略确实获得了一些成功。当细究这一假设时，我们也许会发现它并不完全是有问题的，甚至认为"让人觉得自己有趣"这样的想法看起来似乎很有用。但我们还可能会看到，假设常常会掩盖一些早晚会发生的事情。在这里，我们可以看到这个假设仍然保留了布鲁斯基于图式的想法，即"我有缺陷"。因此他的"如果 / 那么"公式也有失败的可能性——如果我看起来没那么让人觉得有趣，那么他们就会看到我的缺点。有时候，这个假设也会变成他们成功的障碍，比如，如果我们过于恐惧，那么我们往往会过度使用那些有时似乎有效的策略。考虑到这一点，布鲁斯认为自己有时变得有点"傲慢自大"，而事实上，这种印象与他的真实感受相距甚远。终于有一天，事情发生了，他在办公室里无意中听到两个年轻女人谈论他。一个人问："布鲁斯和你演过他的搞笑喜剧套路了吗？"另一个说："有啊，我只是希望他的牙齿不要掉下来。"

现实生活以及与自己有交集的人有时确实是残酷的，这时布鲁斯觉得他的策略已经失败了，他又不得不回到"我是有缺陷的"核心信念和图式中。

然而，从治疗的角度来看，这一失败时刻也蕴含着一个潜在的机会，塞翁失马，焉知非福。如果布鲁斯能允许自己在一段关系中承认自己的脆弱，因此需要被特殊关照，那么他就可以勇敢地面对自己的缺陷了（Dryden & Yankura, 1992）。这很有可能是解决最深层关系问题的先决条件。

通过箭头向下技术识别假设

在处理来访者的负性自动化思维时，治疗师往往想知道到底是什么让来访者感觉如此糟糕。这个问题的答案就是隐藏在负性自动化思维下那些更加令人不安的东西，即一个无益的假设。识别无益假设的方法是借助箭头向下技术（Burns, 1999）。

当布鲁斯的生活一帆风顺时，他可以在某种程度上忘记他的"缺陷"。然而，在他备感压力时，他就会非常清醒地意识到这一点，并且总是害怕人们会发现。他一直试图掩盖这一点，甚至在最初都没有告诉治疗师这件事，尽管这是他社交焦虑的主要诱发因素。他曾经满怀希望的一段关系突然破裂，因此在这之后他来寻求帮助。以下案例的起因是布鲁斯收到他女友的"分手信"，在信中他的女友告诉他，她很抱歉，但她对他不再有同样的感觉。

P1：所以当你感觉受够了，想你女友的时候，你在想些什么？

C1：我在想，她真的看透了我，你知道，看到了我的本来面目，她不可能想要和我在一起了。

P2：她看到你本来的样子之后就不想和你在一起了，这有什么不好的？

C2：你开什么玩笑？我爱她，但是她不爱我了！

P3：是的，我知道这很糟糕，但到底是什么想法让你这么沮丧呢？

C3：这又是一个别人不想和我在一起的例子，看来没有人想要和我在一起了。

P4：那么，如果没有一个人想和你在一起，会怎么样？

C4：我将永远孤身一人，这也证明了我是有缺陷的。

一个无益假设是，"如果我有缺陷，那么我将永远孤独"。除了将这个假设作为一种"生活准则"加以揭示外，会谈还向前推进了一步，因为布鲁斯澄清了自己"有缺陷"的感觉，这是一个不寻常的词，还指向了布鲁斯的"缺陷图式"（Young et al., 2003）。精神科社康护士把这个词反馈给布鲁斯，最后他和护士谈论了自己的牙齿的情况。这对他来说是一个很大的进步。

使用抽认卡

在心理问题中，无益假设的激活往往起着关键作用。纵观大多数纵向概念化[1]，我们可以看到，在认知"路线图"上，重大事件引发了无益假设的那部分就像一段长而窄的通道，介于图式记忆的历史"旧事件"与当前"此时此地"的症状和反应之间。由于这里又窄又长，因此是一个阻止反应的好地方。治疗抽认卡可以帮助患者理解"箭头向下"过程中产生的洞察力，并在手边准备好一张卡片，将其作为一种工具来使用，以便在心理上从消极假设中解离，从而消除与之相关的自动反应。布鲁斯和他的精神科社康护士基于对"身体有缺陷"的假设的识别，制作了下面的抽认卡（图 7.1），这种假设源于他早期的耻辱经历。

抽认卡

我有时候会作出这样的假设：如果我不够有趣，那么人们就会拒绝我。

我作出这样的假设是可以理解的，因为：我从小就有看不见的身体问题。我不得不学会隐藏这个问题，因为人们有时会对此无情地嘲笑。我后来发现有时可以通过风趣和智慧赢得他们的支持。

这种假设对我不利，因为：我在公司会感到紧张，我担心自己是否真的能赢得人们的喜爱。这破坏了我的信心，意味着我的问题正在蔓延到我生活中更多的领域。

这种假设是错误的，因为：大多数了解我的人在发现我的情况时，似乎并不那么在意。他们喜欢我有趣的时候，但我也可以很严肃，与他们保持中立。

现在对我来说，前进的方向是：那些因为看到我残疾而拒绝我的人，不管怎样，都最好远离我的生活。我可以学着更积极主动地告诉人们这件事，并努力帮助人们接受真实的我，而不是总是试图取悦所有人。

图 7.1　布鲁斯的假设抽认卡

抽认卡的目的是帮助来访者使用认知提示，帮助他摆脱痛苦的直

1　关于这样的纵向概念化图见第 2 章。

接体验——"我这样感觉是可以理解的，但这并不完全正确"——并使他能够更本能地做出反应——"我完全有权对此感到悲伤，但它并不能说明我和我的生活的一切，并且在我让自己感受到痛苦的时刻之后，这种假设并不能帮助我寻求我的目标。"

小建议：
使用箭头向下技术并制作抽认卡

我们大多数人都可以识别出一个在我们的生活中不那么有用的假设（如果你自己找不到，试试"作为一名从业者，我绝不能失败"）。尝试使用箭头向下技术，无论是你自己还是和你的伙伴，来到"梯子的底部（问题的根源）"：例如，作为一名从业者，失败有什么不好的？你也可以尝试为相同的假设制作一张抽认卡。如果与合作伙伴一起工作，回顾一下在使用箭头向下技术时感觉有多敏感可能会有所帮助。这个技术有时会让人觉得有点无情。想想是什么让你可以和不可以继续用箭头向下技术从问题的"梯子上下来"。

改变假设：
制订新的适应性标准和假设

我们多年来习惯性地遵循的规则是很难被放弃的，直到新的、更具适应性的规则出现后才会有所改善。治疗师可以通过发起一场辩论来促进这一过程，从而揭示来访者先前的策略：

P1：布鲁斯，我在想我们能不能公开讨论一下这个问题——关于你不得不逃避做自己？你知道，现在，你有一种无处不在的焦虑，就是如果人们看到真实的你——你有假牙——他们不会想和你交朋友。这个问题在你与女性朋友交往时表现得尤为突出，你担心她们可能将你拒之千里，但在与男性朋友交往时也存在同样的问题。你说过，有时你会按照他们的意愿来做事，以防他们开始取笑你。

C1：是啊。我不知道为什么我不能在这样的时候为自己挺身而出，我就是难为情并且像是让别人牵着鼻子走一样。

P2：这是一回事，不是吗？因人而异地制订关于如何向他人展示自己的规则是有意义的。换句话说，多种多样的规则。

C2：在某种程度上，我是这么做的。我的一些朋友知道我的问题，他们不知怎地发现了。就像我和托尼出去喝酒时，我很难受，而且我那可恶的牙齿掉了出来（笑）。但他并没有在意，他只是把牙捡起来，说"伙计，你的牙掉出来了"，然后潇洒地把牙还给了我。据我所知，他从来没有对任何人说过这件事。托尼是个好人。

P3：所以对于有些人你可以确定他们认为这没什么，但是其他人，你不确定？

C3：是的，我的意思是，这件事应该是一个朋友该知道的事情，但如果是女友，我发现这很难开口告诉她。我从来没跟简说过这些。

P4：如果你告诉她，你觉得会发生什么？

C4：好吧，最糟糕的情况就是她和我分手，但不管怎么样这一切还是发生了……

在这段对话中，新的元素和新的规则开始显现：

◎ 也许可以对一些人采取主动。

◎ 暴露自己的方式有好有坏。

◎ 有时候，先发制人可能有利于让事情发生变化。

◎ 采取主动可能会让布鲁斯觉得自己更有控制力。

◎ 他可能无法控制有假牙的事实，但他可以控制是否告诉别人。

随着对话的展开，精神科社康护士的脑海中出现了一个有趣的问题。她比布鲁斯年长得多，他们的关系总是很有分寸，也很有礼貌，但她确实想知道，如果他问她，如果她发现潜在的男性伴侣有假牙，她会作何感想，她会说什么。她和督导讨论了这一点，并得出结论，她希望这样的事情不会破坏一段感觉良好的关系——但她必须承认，如果没有真正处于这种情况下，她确实无法完全确定。对上述问题的治疗性讨论往往会持续几个月，有时还可以与"调查方法"等行为实验结合起来，询问人们如果告诉潜在伴侣假牙之类的事情，他们会怎么想。

处理早期适应不良图式：
由图式引发的人际关系问题

咨询师从事针对图式内驱模式的治疗工作有两种主要方式。第一种是使用专门针对人格障碍设计的正式 CBT 导向模型（Arntz & van Genderen, 2009; Beck, Freeman, Davis & Associates, 2004; Layden, Newman & Morse, 1993; Linehan, 1993）和 / 或早期适应不良图式（Young et al., 2003）。第二种方式是使 CBT 适用于基于图式的问题，因为治疗的自然流程会将注意力集中在解决这些问题的必要性上。最好是通过阅读文献和寻求适当的培训来学习更正式的模式。在这里，我们将讨论第二种方式，并描述适用于前文介绍的来访者安托瓦内特的治疗方法，以便与她开展适当的治疗工作。

我们如何知道治疗的自然流程何时将我们带入图式驱动的领域？我们有正式的分类系统来指导识别人格障碍和模式。我们已经注意到，许多人认为这样的系统在指导识别方面还远远不够强大，因此，许多经验丰富的咨询师更多地依赖临床经验法则，通常描述如下：

◎ 来访者可能会透露之前寻求帮助的大量尝试。

◎ 治疗工作中的某种压力常常变得明显——好像咨询师几乎不能解决问题。

◎ 来访者会显露多种核心信念和图式——通常有多种形式。

◎ 图式和核心信念在来访者生活的许多方面都有体现。

◎ 图式和核心信念在治疗过程中表现出来。

◎ 来访者对生活诱因的反应强烈程度往往显得不相称。

安托瓦内特的咨询师最终发现，在他和她一起接受的两个疗程中，每个疗程都是 12~20 次会谈，这也是安托瓦内特 5 年内的第三个疗程和第四个疗程。她在学生时代也接受过心理咨询，可能在此之后也有，她的咨询师怀疑她将来还会接受更多的咨询。有证据表明，尽管许多来访者在相对短暂的咨询中得到了很好的治疗效果，但仍有相当一部分来访者需要更长期的咨询，甚至有一小部分来访者（估计约为 5%）需要进行多年的多次咨询（Cummings & Sayama, 1995）。并不是所有这一小部分来访者都有人格障碍或有图式引发的问题，但他们中的大部分人可能都有。所以，咨询师应该花一些精力去询问探索来访者以前的治疗过程，因为其中可能包含关于来访者如何看待咨询等重要信息，以及明确已经确定的重要问题——从而节省时间跳过一些不必要的重复。

最初与安托瓦内特接触是非常困难的，因为她的情绪在不断地变化。安托瓦内特微笑着走了进来，显得充满感激。然后她似乎进入了某种"商业模式"：我遇到了这个问题——你是专家，快帮我解决它！目前的问题是，她和男性约会时会感到非常焦虑，她觉得这阻碍了她找到"那个对的人"。当她的咨询师说他想更深入地探讨这个问题时，安托瓦内特又看起来一脸失望，紧接着她面露愠色："请告诉我这些无聊的东西什么时候才能结束！你应该针对我的问题尽快提出解决办法，我认为CBT应该擅长解决问题，你为什么不直接帮我解决问题呢？"接着，为了让这次咨询至少进行到一半，心理咨询师介绍了一些有关治疗焦虑的CBT概念和方法。安托瓦内特却开始看她精心修剪过的指甲以此来转移注意力。此次咨询结束时，咨询师觉得他实在无法让她参与进来，希望她能"终止"咨询，或者至少下次暂时不要来了。但令咨询师感到非常惊讶的是，安托瓦内特却说她非常喜欢他们的谈话，并询问第二天是否能再见面，因为她"想继续治疗下去"。不过，她最终还是接受了更传统的每周一次的咨询方式。后来，一位同事注意到这位咨询师看起来疲惫不堪、头痛欲裂，他说，"我觉得我已经使出了浑身解数，但仍无济于事"。

安托瓦内特的第二次治疗进展得还不错，尤其是在她把自己的问题重新定义为"我渴望亲密关系"之后，让她对自己的个人经历有了更深入的了解。搬到姨妈姨父家后，安托瓦内特说她真的把姨父当成了自己的父亲。他特别支持她接受更多教育，并尽他所能帮助她。很明显，姨父和姨妈之间的关系并不好，他似乎更多地向安托瓦内特寻求某种亲密感。她的姨妈对此非常嫉妒，并错误地指责他们有不正当关系。然而，结果却是她姨父与一位邻居有染，并最终为这位邻居离开了他的妻子。安托瓦内特觉得自己被他的行为背叛了，但讽刺的是，她的姨妈指责安托瓦内特让自已的丈夫"误入歧途"。她姨父的新伴侣也对她起了疑心，渐渐地她姨父也和她疏远了。安托瓦内特的处境变得十分艰难，她不得不和牙买加的亲戚们一起生活了一年，最后回到英国独立生活，完成她的社会护理培训。

安托瓦内特在 19 岁时回到英国，标志着她开始了一个非常稳定的两分法模式，一方面是事业上的成功，另一方面是她个人生活中的孤独和长期轻度抑郁（心境恶劣）。当她回顾这些过去和现在的问题时，她阐述了 20 多个核心信念和 5~6 个图式。这些核心信念和图式以及出现时的治疗阶段见表 7.1。

表 7.1　安托瓦内特的核心信念和图式

面诊数据	42 岁；社会护理经理；基督徒。表现问题：焦虑，心境恶劣 / 环性心境（我只有一半的人生）；低贝克分数；取悦他人；冲动消费；羞耻感；孤独；"空虚"。
	迫切希望能治好自己
个人经历	在安托瓦内特 7 岁时，她的父亲去世了——母亲崩溃了，与外界断绝了联系。安托瓦内特将她的姨父"理想化"，但是当他离开她的姨妈后，他也疏远了她。
	我看到了结局对他人的影响。
核心信念和图式	不信任 / 被抛弃
	依赖
	羞耻感 / 受害者模式
	我毫无魅力
	我无法相信他人
	我无法相信男人

核心信念和图式	男人是仗势欺人的、自私的且缺乏情商的
	我无法相信男性角色
	我无法自己解决这个问题
	我必须找到我的"唯一"
	我在一段关系中无法做自己
	如果我改变了我的心意，男性会变得咄咄逼人
	我只有一半的生活
	说出自己想要的很难
	我不能被看作一个"消极"的人
	我必须成为一个"重要人物"
	我是一个废物
	我做什么都得靠自己
	其他人是有敌意的
	人们会否定我
诱发因素	靠近一个男人
	与一个男人结束一段关系
	与一个男人嬉闹
	香奈儿手包
	与男人设置界限
	升职 / 面试
	"狡猾的乔迪"
	40 岁生日
	婚礼
	来自他人的批评——尤其是职业男性

这显然是咨询师和来访者都要处理的大量材料，因此，试图阐明一个可能构成这些问题的核心驱动机制是有帮助的。咨询师和他的督导一起研究了这个问题，他们认为这是一种由明显的羞耻

感造成的。羞耻感与"缺陷图式"（注意表 7.1 中"我是一个废物""我毫无魅力"的存在）密切相关，但也与其他图式和模式（Young et al., 2003）及持久的生活问题（Gilbert, 2009a）有关。这一重点与治疗中的下列对话一致：

> C1：（描述去参加婚礼）这对我来说是个令人害怕的场合，我很不想去。我就好像大学同学中最后一个没有结婚的人一样，让我觉得自己"嫁不出去了"……我迟到了，剩下的唯一空座就在前排……我觉得自己像是被暴露在众人面前……
>
> P1：你当时在想什么？
>
> C2：我想他们会看到我一个人，他们会认为我打扮得花枝招展的，他们会看到我很绝望……
>
> P2：当时你的感受如何？
>
> C3：哦，太可怕了……就像身体里蜷缩着……我只是觉得自己像一件没人要的行李……深深的、深深的羞愧……

安托瓦内特描述了她经历极度羞愧时的典型反应。在回家途中，她经过伦敦，在高档商店里大肆购物。她收获了一个香奈儿包，总共花了她几千英镑——这是她负担不起的。回到家后，她还联系了一个男人，她只说他是"狡猾的乔迪"或"WG"——她称这个男人是"偶尔的性嬉闹"。这些通常让她不满意，她认为自己不该这样做，但奇怪的是，对她来说却感到安慰。在这个时候，WG 只能设法在周日晚上去见她，而她觉得早上去完教堂之后就不能再见他了。然而，她对这些事件的悲伤反应确实有助于咨询师和来访者制订治疗目标：

◎ 学会在她难过的时候用不那么具有破坏性的方式安慰自己；

◎ 学会如何避免用过于廉价的方式出卖自己来取悦他人。

安托瓦内特和她的咨询师在这些治疗过程中都保持着良好的界限，但在治疗过程中，她仍然反复无常。一方面，她喜欢体验咨询师的接纳和共情，但另一方面，她对他没有"修复"她而感到恼火。这两种倾向最终以一种更和谐的方式融合在一起，当她来参加治疗会谈时，却只是宣布她计划结束治疗，因为她要搬到纽约并在那里找一份新工作。现在描述这一启示的背景，随后是治疗对话：

安托瓦内特的冲动消费实际上已经持续了许多年，现在她解释说她负债累累，需要支付很高的利息来偿还债务，因此，尽管她的工资很高，她却无法摆脱这个循环。在朋友的影响下，她似乎已经在纽约找到了一份高薪的工作，她想象着搬到纽约不久就能还清债务。另一个让她坚定这个计划的因素是纽约有更多的基督徒，因此她会更容易找到适合自己的"好"男人。当她兴高采烈地告诉咨询师这个计划，然后又详细说明她实际上已经辞职时，咨询师变得惊慌起来。安托瓦内特在这种模式下变得很有说服力，咨询师费了很大的力气才打断了她，指出她计划中的一些不利之处——主要是搬迁和居住纽约的巨大花费，以及失去了这里的朋友和同事。安托瓦内特没有感谢他提出这些观点，但至少同意考虑撤回她的辞职，以便有更多的时间仔细考虑她的计划。在下一次会谈中，他们进行了以下对话：

C1：……我确实撤回了我的辞职书（P：听起来很明智），我真的要感谢你上次说服我……你真的帮助我仔细地考虑了……（P：我把你说服了？）是啊，我这美梦做得挺好，不是吗？但我真的很感激你对我足够关心，甚至为此和我争论。我知道这是很困难的，尤其是当我变得……这就是我所没有的，你知道，有人来照顾我……有人能真心实意地认为我应该把自己真正的需要放在首位……说出来感觉真的很俗……但我还是要说……就是像父亲这样的人……我希望你不要介意我会这么看待你。

P1：并不会，事实上我在我的私人笔记里写了我就像你的父亲……

C2：我的意思是，我姨父就是这样……至少有几年是这样，尤其是在学校之类的事情上。他对我的教育非常上心，他去学校参加"父母之夜"，给我买书……我们谈到我想念我的亲生父亲……但如果那时能有一点这样的感觉真好……

P2：你当时有一些优先权——就是现在你想从伴侣那里得到的……

C3：是啊——时至今日我还是想从他那里得到，这就是为什么当他离开我时我感到很受伤……但这很奇怪，不是吗……说你有时像父亲——有点弗洛伊德式的分析！

P3：我想……但我认为把这种感觉融入治疗工作中是可以的……我们确实需要记住"像父亲一样"这句话——但实际上我不是你的父亲。

杨等人（Young et al., 2003）在本书第 3 章中讨论了"有限再抚养技术（养育）"在图式治疗中的作用，我们还讨论了移情和对本书第 3 章中与 CBT 兼容的"矫正性情感体验"的理解。不管我们怎么考虑，在这个例子中，这似乎与安托瓦内特想要"安定下来"接受治疗是一致的，她现在开始以更谨慎且现实的方式来实现她的目标。她努力让自己更能接纳自己的感受，并学会了一些自我安慰的方法（Linehan, 1993）。她还通过当地公民咨询局（CAB）得到了一些非常有效的债务咨询，这可以让她重新安排债务偿还时间，使她的日常生活变得更加轻松。她也开始意识到，用她的话来说，"如果你太过廉价地出卖自己，你就失去了自己的市场价值"。

这一阶段的治疗主要是提高对图式和核心信念在她生活中的作用的认识——通常是通过人际关系意识到它们如何影响她在治疗过程中的工作方式。然而，过了一段时间，安托瓦内特觉得她需要一些时间来"独自面对她的生活"。这并不一定意味着她会重新接受治疗，18 个月后，当她再一次接受治疗时，我们双方都没有对此感到惊讶。现在她的个人生活似乎更稳定了，她说想处理与她的工作有关的问题。在治疗的这一阶段，咨询师转向使用更正式的技术，图 7.2 描述了他们使用连续体技术的工作（James & Barton, 2004; Padesky, 1994）。

处理图式的内容：认知连续体

安托瓦内特现在已经升到了公司中层管理的较低级别，正准备申请升职。她实现这一目标的主要策略是让自己成为一个让人们都向她"寻求协助的"人。她的大多数经理同事都是女性，但随着她的职位越来越高，男性同事的比例显著增加，尤其是史蒂夫，现在似乎挡在了她晋升的大门前。她勤奋的工作和朴实的幽默感对她的女同事们很管用，但对史蒂夫没什么作用。有时候，他鼓励她对自己可能渴望的事情要有"大局观"。而在其他时候，他则显得冷漠和挑剔——这证实了她对男人的看法，即男人是仗势欺人的、自私的且缺乏情商的。

安托瓦内特告诉她的咨询师，她很清楚史蒂夫"触动了她的逆鳞"，并激活了她体内与被人们接纳和抛弃的感觉有关的图式性反应。尽管如此，她仍然坚信最终史蒂夫会否定她，因为她相信最终人们会否定她。这使她在他面前感到心烦意乱和生气，而且常常引起他们之间的激烈争论。她的咨询师告诉她如何使用认知连续体技术和偏见模型来探索这些信念。她同意尝试一下这些想法。认知连续体技术使用书面格式来"软化"核心信念和图式中生硬和不灵活的类别。它通过阐明核心信念和图式在日常生活中功能领域通常相当狭窄的性质来做到这一点。来访者被要求将有问题的信念与功能上的相反之处进行比较,并将它们分解成特定的标准,从而找出有问题的信念。这有助于"舒缓"和软化它们,从而自然地形成更有功能性和适应性的思维、感觉和行动的替代方式。下面用安托瓦内特的信念回顾认知连续体的工作来说明这个过程,安托瓦内特相信人们会否定她。如图 7.2 所示为实际绘制的认知连续体技术图。

0% 接纳	50% 接纳	100% 接纳
姨父的第二任妻子、姨妈、姨父（现在）、母亲?、一些同事	*WG、史蒂夫*	*大部分同事、一起去教堂的朋友、姨父（过去）*

图 7.2 认知连续体技术（工作实例）

P1：好的，让我们来讨论一下"人们会否定我"这个想法，首先你认为这个想法的反面是什么？

C1：我猜应该是"人们会接受我"，或者"人们会尊重我"……

P2：好的，让我们先来看看"接受"……所以我们在这页纸上画一条线从这里的人们接受我（点）到这里的人们否定我（再点一点）……现在让我们想想我们谈论过的人……以及任何其他看起来相关的人，并根据他们接受或否定你的方式将他们放在这条线上……

C2：让我们把史蒂夫放在那里，因为有时候他会接受我，有时候他会否定我……（把史蒂夫写在超过50%的点下面）……（然后加入其他人，如图7.2所示）……

P3：好了，现在你已经完成了，看一看——仔细地看一下。你看到了什么？

C3：（微笑）很有趣，不是吗？这很有趣。最令我震惊的是，最鄙视我的人竟然是女人——比如嫁给我姨父的那个坏女人！我很确定她在我姨父面前吹耳边风，使他疏远了我。

P4：好吧，但是我也耍了点花招，我故意漏掉了你说的一个词——"终于"，因为"终于"很难反驳。这可能不会全年都发生，但可能发生在12月31日。

C4：哦，你这个狡猾的家伙！但我懂你的意思，这就是大部分时间我的感受："只是因为一些不好的事情还没有发生，但并不意味着以后就不会发生了"，也可以反过来，我记得你说过，在你遇到你妻子的前一分钟，你根本不知道你会遇到她……

P5：有趣的是，即使现在一切都很好，但仍有可能出现问题，因为从某种意义上说，这是正确的，但过度考虑这些可能不是一件有帮助的事情。现在我们注意到，有时我们的大脑就是这样工作的。现在让我们试试别的……

此时，咨询师和来访者转向使用认知连续体技术的另一个方面——在无益信念中将问题术语的定义分解，并依次检查每个标准（图7.3）。

P1：（首先看看连接"否定我的人"的因素）"否定"或"接受"别人到底意味着什么？如果我们看到有人否定或接受另一个人，那会是什么样子？

C1：接受我的人会倾听我说的话……他们会肯定我做的事情……他们可能也会批评我，但这都是建设性的批评，不是破坏性的批评，他们像我一样，你知道，喜欢我的陪伴……他们不会看不起我，或者对我指手画脚的……我猜就算我和他们观点不同，他们也会尊重我……

（画了运用标准化认知连续体技术的扩展的工作实例，如图7.3所示）

P2：好了，现在我们要把史蒂夫放到所有这些连续体横线上——这次只是史蒂夫。我们可以看看我们是否能了解更多关于他如何接受你和如何否定你的信息。你准备好了吗？（C：是的）好的，在这条"倾听我/不听我"的线上，你会把他放在什么位置？

处理持久的
负性生活模式的技术

C2：相当高——他大部分时间都会听我说话，但有时他也不听……事实上，如果他很忙，他甚至可能会让我走开……（咨询师会把安托瓦内特的每一个答案都在连续体上记录下来。）

（确认）C3：他在一些想法上支持我，他同意我关于清洁工作方式的观点……但他告诉我，我在培训方面的想法既"费钱"又"没特色"——我不喜欢这样。

P3：他有时会有点直率。你觉得呢？

C4：在这一点上我做得还不错——我自己也可能有一点像他那样，但他可能做得太过分了，所以我会把他放在不肯定的一面：可能在那里（指着）。

（建设性批评）C5：好吧，再一次——他还不错，事实上，他确实提出了一些建议，告诉我如何让我的培训想法符合他所说的"实际情况"，并且在预算范围内……我还没有机会完全解决这些问题，但我想我会的……

（喜欢我的陪伴）C6：他有时对我不错，但有时我几乎觉得他是通过责备我来抵消这一点……

P6：我觉得你和他之间有点火花……你们相处起来有点难……但也许永远不会无聊？

C7：（干笑）是啊，我之前听到一种说法叫"棋逢对手"，我想我们彼此都有这种感觉……

不接纳	50% 接纳	接纳
不听我		倾听我
	史蒂夫	
不认可		认可
史蒂夫（直言地拒绝）		史蒂夫（赞同且表扬）
破坏性批评		建设性批评
直言的史蒂夫（偶尔的）		好心的史蒂夫（更经常）
不喜欢我的陪伴		喜欢我的陪伴
活泼的史蒂夫		友好的史蒂夫

图 7.3　标准化的连续体技术（扩展的工作实例）

咨询师和来访者对表现出的连续体进行了研究，直到它看起来像最终呈现出来的图 7.3。她和史蒂夫的关系看似很艰难，但实际上很有活力，在某些方面也很有创意。他们永远不会是最亲密的同事，但在某种程度上，安托瓦内特从他那里得到的挑战比从其他同事那里得到的要多，她确实接受了他没有以任何直接的方式"否定"她。虽然之后她没有得到她所希望的晋升，但确实得到了很好的横向调动，她希望，在公司的另一个部门，她能得到她渴望的中层管理职位。在这次搬家之后，她又觉得想要"自己面对"，而据我目前所知，她还没有回来寻求更多的帮助。

在图式治疗工作中使用定制的方法

两个阶段的治疗工作都描述了来访者的经历和现状。考虑到安托瓦内特的经历，她或多或少被四个不同的父母形象"抛弃"（如果我们把她姨父的第二任妻子计算在内，就有五个），如果她对被拒绝和被抛弃没有持续脆弱感，那才令人感到奇怪。她已经形成了一种补偿的自主意识——*我必须自己解决问题*——但也有一段时期她会自然而然地思考，*我不能独自完成所有事情*。后一种信念可以被看作帮她寻求帮助，无论是治疗还是其他形式的支持，这种感觉就像一个持续体弱多病的人向医生寻求额外的健康帮助一样。在某种程度上，在治疗的每一阶段都有相同的基础——承认现在展现出来的过去的问题和处理当下的问题——不过我们还是希望可以获得一些新的"基础"。虽然这里描述的第二段案例更侧重于当前的问题，但仍然有一些时刻过去的痛苦会爆发，并让来访者因动力不足而停滞不前，在这些情况下，促进与过去的情感力量的联系有助于通过定制的方法为情绪处理提供更多的机会。这些方法包括意象重写（Hackmann, Bennett-Levy & Holmes, 2011; Stopa, 2009）和如上一章所述的"空椅子"疗法。这些方法似乎是有效的，因为它们帮助来访者感知生活中某些关键时刻的情绪感受，而这种情绪可以成为改变的动力。

乔治·奥威尔（George Orwell, 1953）在一篇关于他在一所英语预科学校的地狱生活的著名的记述中回忆了他是如何得出这样一个信念的：他认为自己"生活在一个我无法成为好人的世界里"，他因为某些事情——尿床被殴打——而这是他无法控制的。他说，他不想宣称"这个想法在此刻闪现在我的脑海中是一个完全新颖的想法……（一次双重打击……但它构成了）……一个转折点，因为它第一次让我认识到我被抛入的生存环境的残酷"（p.6）。奥威尔接着说：

> 要想了解这类事情对 10 岁或 12 岁的孩子的影响，必须记住，孩子几乎没有比例感或概率感。一个孩子……没有足够的经验给他自己的判断带来信心。总的来说，他会接受别人告诉他的一切，他会以最异想天开的方式相信周围成年人的知识和能力（p.17）。

图式和核心信念似乎也是以同样的方式发展的——它们不是在特定的时间完全有意识地形成的，但似乎有一些关键时刻，象征着在这一点人们逐渐觉察到这种图式和核心信念开始侵入意识。第 2 章描述了让来访者讲述"故事"的理念，这些"故事"似乎浓缩了他们的童年经历，我们在这里用同样的理念来推进面向模式的工作，不仅是为了他们的叙述，也是为了帮助他们提高改变自己的能力。对安托瓦内特来说，一个重要的记忆就是她从牙买加返回英国后不久就去看望了姨父，这时她的姨父已经和新伴侣住在一起了，安托瓦内特意识到他在某些方面会有所不同，但她没有料到他会像人们所说的那样对她漠不关心。事实上，她本来希望他能赞助她参加一个与她的培训安排有关的特别活动。这些都需要他为她签署一份表格。他在门口见了她，甚至没有邀请她进屋去。她变得慌张起来，但仍然坚定地向他谈起那张表格。他说："我再也不能为你做那些事了，姑娘——不，请你走开，别再回来了。"她说，之后她流着眼泪，在大街上走了好几个小时，最后独自一人艰难地走回家。"那就是极致的孤独感开始的时候"，这就是她对这一刻及其意义的总结。

安托瓦内特的咨询师解释了他们可能会用各种方法来回顾这段经历，安托瓦内特选择让她姨父坐在一把空椅子上。她的眼泪又一次从脸上滚落下来，像多年前的那个晚上一样。咨询师鼓励她告诉"她姨父"她在这次相遇中的感受，以及随之而来的孤独感对她生活的影响。安托瓦内特还告诉咨询师，她认为她姨父害怕他的新婚妻子，她从认识这对夫妇的其他人那里得知了这一点。最重要的是，她谴责他的沉默是"卑鄙的"："这么多年来，没有一个字，甚至连一句表示认可或支持的话也没有。"她还将他的罪行命名为"背叛"。这是她人生经历的又一件负性事件。安托瓦内特在会谈结束时显得筋疲力尽。咨询师强调，安托瓦内特可以利用她的自我安慰技巧，在接下来的几天里与他联系，说一说她的最新感受。几天后，她打电话说，这次会谈结束的第二天的大部分时间她都在哭泣，并考虑请一个长期病假。然后，她开始感觉越来越轻松、越来越好，而且，如果有的话，她现在比以往任何时候都更加热衷于重新学习一些技能来探究她的想法和感受，尤其是学会告诉别人她真正想要的，并学会如何在这方面与他们进行有效的协商。

结论

我们在开篇章节中指出，CBT 模型最初倾向于处理当前的问题，但其解决根源于过去的更持久的问题的能力已经扩展到图式疗法等新模型（Young et al., 2003），以及以过去为导向的方法的改编版，如意象重写等（Hackmann et al., 2011）。这是很有必要的，因为 CBT 已经扩展到更广泛的问题领域，但也因为否认过去的影响似乎与想要人际敏感地和来访者合作背道而驰，并且这些来访者自己也会经常想要讨论和处理这些问题。我们注意到，当治疗接近图式性问题时，某些信号会变得明显——尽管这些信号也可以简单地翻译为由来访者自己引导，他们通常能够告诉咨询师他们的问题是什么以及他们解决这些问题的能力怎么样。本章描述的技术是基于帮助来访者与他们过去的经历进行更有情商地接触的能力，以及理解它们可能会如何影响他们现在的生活。因此，来访者被授权制订一个"新计划"——简而言之——*相信和思考一些不同的事情，感受一些不同的事情，做一些不同的事情。*

推荐阅读

Hackmann, A., Bennett-Levy, J., & Holmes, E.A. （2011） *Using imagery in cognitive therapy*. Oxford: Oxford University Press.

Linehan, M.M. （1993） *Dialectical behavior therapy for borderline personality disorder*. New York: Guilford.

Wills, F. with Sanders, D. （2013） *Cognitive behaviour therapy: a practitioner's guide*. London: Sage. （Chapter 7）

Young, J.S. et al. （2003） *Schema therapy: a practitioner's guide*. New York: Guilford.

CBT 技术的
维持和发展

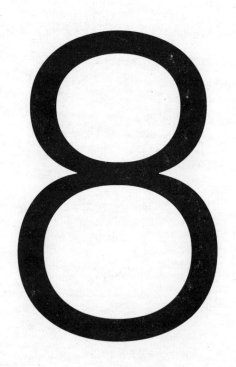

世界是一座舞台，

往来的男女，只是过场的演员。

他们都将登场，也终将谢幕……人的一生会扮演许多角色……

首先是婴儿，在保姆的臂弯中哭泣、呕吐……然后是啜泣的学童，不情不

愿地走向学校，拖着像蜗牛一样的步伐……接下来是情人，如炉火般地叹

息着……然后是士兵，满嘴荒诞的誓言……追寻着如泡沫般的名誉……

——莎士比亚，《皆大欢喜》，第二幕，第七场，pp.139-152

莎士比亚的戏剧《皆大欢喜》中提到"人生的七大阶段"[1]，在末
尾阶段他提醒我们将以"没有牙齿、没有眼睛、没有味觉、没有
一切"来结束我们的生命。在这里，我们将探讨通常学习 CBT
技术的七个阶段。此外，我还将列出各个阶段可能遇到的独特问
题以及如何应对这些问题的一些建议。我一直努力践行终身学
习，并学会借鉴多年来与同事和学员的讨论，以及我的研究和我
自己的技术来总结经验。尽管我现在处于人生和事业发展的后半
段，但总体来讲，我并没有像莎士比亚描述的那样，失去很多东
西。这句话放在另一方面也很贴切：它提醒我们，尽管心理治疗
通常看起来是一种完全私人的事务，但它总是在公共区域的"舞
台"上进行的。这种公众形象确实在许多方面影响着心理治疗的
实践——例如，我们都是在政治、法律和组织的背景下运作的。

1　由于莎士比亚是伊丽莎白时代的人，因此这篇诗歌不可避免地带有
男性偏见。

CBT 技术的
维持和发展

然而，关于 CBT 技术的发展有许多方面值得深究，为了避免含糊不清，我将重点关注三个具体的发展问题：

◎ 处理影响学员在培训和职业生涯的早期阶段的焦虑的方法。

◎ 在职业生涯的中后期"熟练掌握"的技能。

◎ 为更广泛的心理治疗领域做出贡献。

在最后一点上，我建议我们应该开放地学习、借鉴其他治疗方法，来拓展我们的治疗模型，可能会带来一些好处。

CBT 技术的发展曲线

学习 CBT 技术的过程中有两个上升和重叠的发展曲线。首先是能力的提升，发展基本能力；其次是提升专业技术，超越基本能力，达到熟练、专业和精通。发展基本能力的上升阶梯非常陡峭，但很快，我们的技术就会突飞猛进。提升专业技术的过程通常比较缓慢和漫长，经常登山的人都知道，有时候看似已经到达了山顶，却发现后面还有一座更高的山峰。

很多研究表明，在许多专业领域中，能力和技术的发展有许多显而易见的阶段。从新手阶段开始，一直到专业阶段和精通阶段。阶段概念已经被德里克·米尔内（Derek Milne, 2009）和詹姆斯·贝内特 - 利维（James Bennett-Levy, 2006）等作者应用于 CBT 的学习中。考虑到本书的目的，我稍微扩展了通常的阶段范围，得出了我们自己的 CBT 技术发展的七个阶段（表 8.1）：

◎ 预备阶段：这个阶段的从业者可能正在考虑学习 CBT。

◎ 新手阶段：从业者实际上正在进行 CBT 早期阶段的学习。

◎ 高级初学者：从业者现已完成基础知识和技能的学习。

◎ 胜任力阶段：从业者现在被承认是有一定胜任力的，并且可
以获得可能允许他们扩展该能力的职位。

◎ 熟练阶段：从业者已经具备专业技能，可以给来访者进行咨
询、提供专业帮助。

◎ 专业阶段：从业者的技能被社会承认，且能够对学术本身的
发展做出贡献。

◎ 精通阶段：从业者可以为整个心理治疗领域做出贡献。

能力的提升

预备阶段

首先是婴儿，在保姆的臂弯中哭泣、
呕吐……（《皆大欢喜》第二幕，第
七场，pp.142−143）

尽管我们将在下一节中看到，焦虑似乎是在学习期间经常出现的
问题，但正处于预备阶段的学员通常不会对 CBT 培训的前景反
感。然而，CBT 学员经常关注的一个问题是，他们所学的知识
与他们现有技术的匹配程度。在大多数 CBT 培训中，很多学员

表 8.1　CBT 技术发展的各个阶段

发展阶段	特征性挑战	潜在问题	可能的解决方案
预备阶段	充分意识到自己在当前实践中的不足，而这些不足可以通过学习 CBT 技术得到改善。	接受关于 CBT，CBT 技术或 CBT 培训的负面刻板印象。	就 CBT 培训的实际情况以及如何将这种培训融入你的实践中，从各种来源中寻求有见地且友好的建议。
新手阶段	以开放和富有成效的方式参与 CBT 培训。	因为"有意识的不能胜任"和/或"有意识的使用技术"的"尴尬"感觉而产生能力丧失的体验，从而陷人焦虑之中。被"我只是做得不对"的想法阻碍。	将一些"去技术化"视为学习的必要部分，而新技能需要时间"适应"。以一种轻松的方式"尝试"这个模式可能会有帮助，而不是陷入"为能力而战"的困境。
高级初学者	完成 CBT 培训所需的所有必要任务，并"获得一张证书"。	将 CBT 技术应用到所有你实施的情境中。想知道你会在什么阶段"登堂人室"。	如果可能的话，开始在有限的情况下与少数来访者练习 CBT，然后慢慢地扩展这个范围。探索你作为治疗师在和你的来访者进行 CBT 实践时的核心信念和图式。以一种让你感到舒适的方式自信地维护你的新身份。

阶段			
胜任力阶段	在多种情景下与各种来访者实施、试验 CBT。	感觉受到"治疗方案驱动"的 CBT 的限制。没有得到训练环境的支持，还伴随着"恢复到以前方法平均水平"的危险。	为督导和自己保存 CBT 会话的音频记录。与 CBT 相关的组织和/或团体保持一定的联系。
熟练阶段	扩展 CBT 技术，以监督和教育他人。	感受到想法"现在我应该比以往任何时候都做得更加正确"的压力，以及意识到"技术"可能与"技术理性的极限"有关。了解如何在实践中运用复杂的研究成果。	鼓励以创造性地使用该模式为督导的主要目标。将研究作为一个起点，引导你之前的个人来访者开展工作（Persons, 2008）。做你自己的研究——使用单一案例研究和反思日志。
专业阶段	开发一套特定的 CBT 技术并应用到特定的问题或来访者中，有潜力为新一代 CBT 模型的开发做出初步的贡献。	来访者对 CBT 干预的特殊反应——通常是复杂的人际因素导致的。	培养一种更加放松，同时也更加注重人际关系的实践风格。用同样的人际关系和放松方式与其他取向的同事就治疗进行更广泛的讨论。
精通阶段	开发 CBT 技术模型，提高 CBT 在更广泛的治疗领域的地位，同时向"其他声音"敞开大门。	"野生折中主义"。"尝试了全部"的自满。	培养即兴发挥的技巧。允许"积极地质疑"自己。不断地寻找更多新技术。寻找"伙伴精神"。

CBT 技术的
维持和发展

都有一些专业实践和／或学习经历。实际上，在英国，CBT 专业认证的要求仍然是，除了接受 CBT 理论课程培训，还必须通过资质认证，并接受权威的"核心职业"人群的培训，例如，临床心理学家、精神科护士、咨询师或社会工作者。阿瑟顿（Atherton, 1999）的研究表明，人们应该将他们认为的附加培训（如可以添加到现有技能上的技术）与他们认为替代性的培训（如可以替代现有技能的技术）区分开来。学员对附加培训的态度通常是很放松的，但如果他们认为当前的学习要求他们停止现在正在做的事情，并用他们还不知道该怎么做的事情来取而代之，那么他们可能会感到紧张。因此，他们会感到一种不安的过渡感，这种状态自然会产生焦虑。尤其是当人们学习 CBT 时，可能会出现更多负面想法。以下引文均来自我对学员如何体验 CBT 培训的研究：

> 我对 CBT 培训的一个担心就是我会因为 CBT 而变得机械。[1]
> 我担心 CBT 会变得冷漠且被条件束缚……而且……作为一名治疗师，我可能会失去我所有的个性。

当然，一些学员会受到其他不太积极因素的激励：

> 老实说，我一开始并不是那么喜欢 CBT……我就是想考个资格证——总有一天它可能会派上用场的！[2]

---

1 除非另有说明，本章的引文均来自我对 CBT 培训的博士研究（Wills, 2008b）。有关本研究的更多信息，请参阅本章末尾的"推荐阅读"。
2 确实有用——我最近听说这位学员后来获得了 CBT 博士学位！

然而，我们了解到，这些看似消极的学习方法有时候也会对学员产生积极的影响——实际上，上面列举的三名学员都已很好地完成了培训。但这些消极态度确实也可能导致不好的学习效果。如果这些消极态度在培训前就非常明显，那么就应该认真对待它们了，如果可能的话，应该鼓励这些学员与适当的人讨论这些消极态度。1995 年，当威尔士大学纽波特分校首次开设 CBT 培训课程时，我们无法为所有学员配备有 CBT 资质的导师，主要原因是当时学校人手不足。学员通常都只能配备一个现有的非 CBT 导师，有时他们会询问是否应该继续和这位非 CBT 导师一起学习。我们的建议是："你应该找一个优秀的 CBT 导师，但同时你可以继续找一个非 CBT 导师——前提是他们不排斥 CBT。"总的来说，这种方法效果很好，通常学员会提出以下几点相关的问题：

> 当我和我的（非 CBT）导师讨论我对这个模型的疑虑时，她说我应该像她一样——把我的疑虑放在一边，然后我们都来看看我们能从中获取一些什么知识。她说她对这次经历非常期待，因为她想了解更多关于 CBT 的知识。

我有时会发现这样的导师对学员来说比起某些优秀的 CBT 导师更好，因为有时 CBT 导师反而会用很多专业术语来限制学员的思考能力。相比之下，上述教学态度确实能够让学员更为积极地阐述自己的观点，这有助于他们认清 CBT 的意义，使他们能够将 CBT 的学术知识融入自己的理解中，并且能够以真正适合他们的方式开展 CBT 实践。

小建议　　　　想象一下，你和一个朋友坐在咖啡馆里，他正在考虑要不要进行一些 CBT 的学习，但他也表达了一些就像上文提到的负面顾虑。那么你如何对他阐述自己的看法？

如果是小组讨论，首先两人一组进行讨论，然后比对小组所有成员给出的答案。

新手阶段：在培训期间与 CBT 模型达成协议的喜悦和挣扎

……然后是啜泣的学童，不情不愿地走向学校，拖着像蜗牛一样的步伐（《皆大欢喜》，第二幕，第七场，pp.146-147）

大多数人都知道，当我们学习一个新技能时，我们可能在无意识中从"无能"转变为"能够胜任"（通常会经过有意识的不能胜任和有意识的胜任两个阶段）。这种进展可能需要学员自身的不懈努力。此外，我们可能还需要抛弃一些陈旧的技能，为新技能腾出空间，以便可以更好地学习。虽然我们可以从理智上接受这一点，但从经验上了解这一点又是另一回事。也许我们在这方面就像来访者所说的那样，"我知道我不是一个失败者，但我仍然觉得自己很失败"。我相信所有类型的学习都存在一定困难，但学习 CBT 可能会夹杂其他因素，这些因素会增加学习的压力，例如，导师认为照本宣科是最主要的学习方式。引用菲利普·拉金（Philip Larkin）的不朽诗篇《这就是诗》[1]的句子，一些导师"不仅把自己的全部缺点都给了你，还苦心孤诣地为你增加了不少！"正如我在这本书中所说的，CBT 本质上是一套理念和方法，可以通过多种方式进行学习。然而，一些人已经形成了一种错误的观念，即学习 CBT 只有"一种正确的方法"，在这种错误的观念里，这种学习方法是照本宣科的——对许多人来说，这就像一潭死水一样枯燥无味。然而，在学习的某些阶段，可能有必要调整这种方法或使用类似的方法。

建议/练习　　　三段论时间又到了！三段论是用于哲学中的一种推理方法。这种推理方法是以一个一般性的命题，以及一个涵盖于一般性命题的特殊命题，引申得出一个符合一般性命题的结论，这样做的目的是探讨这种前提与结论以及它们之间的潜在关系，以减少明显的错误，甚至将它们组合成一个单一的扩展陈述。在下一阶段中，我将给出我自己的解决方案，所以在你自己或者和一群人一起尝试这个练习之前，不要再继续读下去了。这里有两个陈述：

---

1 《这就是诗》（2003）中著名的第一句："就是你的父母，让你如此糟糕。"

你必须学会按部就班地学习 CBT。

和

你不能只按照书本学习 CBT。

但像所有"错误的观点"那样，认为 CBT 应该照本宣科地学习，
至少有一点道理。在我看来，这一点是可以这样表述的——首先
你必须通过书本来学习 CBT——但是最后你应该脱离书本。然而，
这里的重点是，在学习期间 CBT 最可能变成刻板的教条知识。这
是因为学员确实需要在头脑中牢牢地掌握 CBT 技术的工作模式，
以便他们以后可以更轻松自如地运用这些技术。不幸的是，一些
CBT 领域的权威人士并不一定同意我的观点，并且坚持 CBT 的实
践主要应该遵循书本上的指导。虽然在某些真实案例中，这可能
是一种有效的方法，但在培训过程中也可能产生不良的、出乎意料
的后果，部分原因是这可能引发学员对"正确行事"的焦虑。

> *我在学习到一半的时候真的很纠结，因为我不得不照本
> 宣科地学习 CBT，像第 1 该怎么做，第 2，3，4，5……
> 不能灵活使用……（之后）……我认为只能采取我自己
> 的方式来学习……如果导师不喜欢，那么学习过程将会
> 很难……*

许多其他学员也有类似的经历，能更好地理解这种困境，这有助
于导师改进他的培训和教学方案。就像看到一些来访者的想法是
"消极的"，CB 咨询师应谨慎地"说服来访者放弃"他们的想法

一样，导师也应同样谨慎，当学员对他们的学习体验表现出明显的"消极"态度时，不应强迫他们一定要按照导师的方式学习。在咨询师和来访者、导师和学员这两种关系中，相互协作、相互适应对方往往是最好的相处态度（Padesky, 1996）。这个方法通常更有效，正如我在前几章中所指出的，试图过度努力地去改变人们和他们的想法常常会适得其反。在 CBT 培训的早期，我有时怀疑自己会"强迫"学员，后来才意识到导师的一个关键作用是帮助学员从焦虑中解脱出来，从而达到"与 CBT 玩耍"的状态——也就是说，对它进行实验，并"尝试 CBT 的各种技术"。根据我的经验，学员们这样自由地学习，学成的概率就会大大增加。

杰弗里·梅森（Geoffrey Masson, 1990, p.245）曾指责心理治疗方面的导师"用平淡无奇的方法把原本聪明伶俐的人变得平淡无奇"。虽然这有点苛刻，但我们必须同意这一点，即在帮助学员达到最基本的胜任力时，导师可能会需要学员"去除特性"。例如，导师可能希望学员放弃他们更为不切实际的想法和实践，但这所取得的效果乍一看就像是一个墨守成规的做法，就像"照章办事"。此外，尽管这可能是发展的一个重要阶段，但学员们通常认为他们只接受了一些教育研究人员所谓的"惰性知识"（Bransford, Brown & Cocking, 2004; Bransford, Franks, Vye & Sherwood, 1989）——不易运用到现实生活中的知识。我们可以通过回顾一些关于认知和情感之间关系的讨论来理解这

CBT 技术的
维持和发展

一点——一些知识是"陈述性的"（本质上是事实性的），一些是"程序性的"（更依靠直觉的）。CBT技术的陈述性知识表明它们可以在步骤和阶段中学习，而技术使用的程序性知识则更为微妙，它需要学员将知识与来访者的具体症状和需求相结合。陈述知识和基本技能可以学得很快，而深入学习并领会它们的精妙之处则是一个慢得多的过程。正如一位学员所说的：

> 我发现很难从有意识地运用技术过渡到更自如的CBT实践形式。

大多数学员在课程期间或课程结束后的某个阶段会发现自己处于一个无所适从的状态，这可能会导致焦虑：

> ［在……后期阶段］……我经历了与CBT的"危机"，我很容易就通过了第一次评估，并没有遇到什么问题，但是之后我发现很难找到合适的来访者，我开始怀疑我是否能完成好一个案例以便将录音提交评审……

在一篇由"我很没用""你很能干"和"哦，柠檬水很糟糕"（I. M. Worthless, U. R. Competent & O. Lemonade-Terrible, 2002）撰写的关于CBT训练的搞笑文章中，作者们指出，使用认知治疗量表（CTS: Young & Beck, 1980, 1988）或者纽卡斯尔大学研究者修订的最新版本认知治疗量表（CTS-R: James et al., 2000）对CBT学员进行评估会产生焦虑效应。这些量表是衡量CBT能力的多项指标。它们都有一个普遍的治疗分量表和认知行为分量表。关于这些量表和手册的更多信息，可在本章末尾"关于 CTS 的资料"中找到。不出所料的是，CTS 已经引起了许多争论，有强烈的支持者为其辩护，也有同样强烈的批评者表示反对。根据我的经验，CTS 及其手册对评估学员的 CBT 能力会起到很重要的作用，但最好与其他标准一起使用，并且在课程特定的手册指导下使用。CBT 导师应根据这方面的专业知识，不断发展和分享他们的评估技能。本章末尾提供了使用 CTS 和 CTS-R 的相关参考文献。

建议 / 练习　　　你将如何制订评估日程设置技术的标准？

　　　　　你在第 2 章中读到，CB 治疗师被鼓励为每节课设置一个日程。这似乎很简单，但令人惊讶的是，有相当多的学员难以做到这一点。首先要把它分成两个列表：一个列表记录下你自认为日程设置可能做得不好的方式，另一个列表写下它可以适当地做得好的方式。最后，你自己决定或与组内人员讨论是否可以使用这两个列表来构建此技能评估项目的标准。

在我采访过的学员中，焦虑是 CBT 培训中学员经历的一个常见现象，尤其是涉及各种能力的评估，以及当学员预期要使用 CTS 进行技术评估的时候（Worthless et al., 2002, p.369）。因此，我建议可以使用"安全行为"的形式，例如，"将您祖母的偶像平·克劳斯贝[1]的专辑录制在评估磁带上，用于提交"。

焦虑还会对技能表现产生更严重的负面影响。例如，很多学员都描述过消极的元认知想法，比如"我必须不断提醒自己完成这项技能，否则我就会忘记去做"，就像下面的学员一样：

> 我在日程设置上遇到了真正的障碍。这对我来说很困难，因为我之前接受过罗杰斯疗法培训，日程设置听起来有点像对周围的人发号施令。所以我一遍又一遍地告诉自己"我必须做这件事，我必须设置一个日程"。我会变得非常焦虑——这常常导致我忘记去做这件事……

当涉及评估时，焦虑可能会明显加重，但更重要的是要记住去做——因为在这个时候，无论如何都会紧张不安。有趣的是，参加过罗杰斯疗法培训的学员在日程设置方面确实比未参加过的学员存在更多的问题（Wills, 2008b），然而他们在课后作业中遇到的问题则较少。可以认为，家庭作业的布置也是一种方向性的方法，但我想，学员对家庭作业的问题较少，可能是因为它往往在会谈结束时才会被提及，而日程设置必须在咨询一开始就要完成。也许新手治疗师在治疗开始时感到更紧张，但在治疗结束时，他们利用自己熟知的技能自觉地创造了一种情境，使治疗师和来访者之间的关系更稳定、更融洽。很多学员在课程快结束的

---

1 Bing Crosby（1903—1977年），美国20世纪30年代最著名的歌星、影星、笑星。——译者注

时候都是这样的：

> CBT 更具指导性，但后来我想，"好吧，你不必为自己
> 增加心理负担……"之后就变得简单多了。

我们可能不解，因为 CBT 从业者似乎无法帮助自己解决这类焦虑问题。讨论还提出了一种可能性，即学习 CBT 可能存在某些特定的信念，从而使学习变得更加困难。珀森斯、格罗斯、埃特金和马登（Persons, Gross, Etkin & Madan, 1996）曾写过关于帮助先前接受过心理动力学训练的学员克服他们对 CBT 的保留意见的文章。他们认为，应鼓励学员表达自己的感受，鼓励他们"以自己的方式学习 CBT"，而不是要求他们"以一种正确的方式"学习，这对他们来说有莫大的帮助。有趣的是，其他治疗模型中的导师也反映了这些因素在教学中的作用（Mackay, West, Moorey, Guthrie & Margison, 2001），并再次强调了鼓励学员找到适合自己的学习方法的可取之处。我们也可以认为，更开放的学习方式将为学员提供良好的 CBT 学习模式，因为这种模式基于导师和学员的协作，并且导师对学员是"指导发现"，而不是强制学员"改变想法"（Padesky, 1993）。

建议/练习　　我们如何协助 CBT 培训课程鼓励学生"自
　　　　　　　主学习"这个模式？

你如何看待这样一种观点，即学员应该被鼓励"自主学习"CBT，以找到"更适合他们的学习方式去学习"？如果你同

CBT 技术的
维持和发展

意，你能提出一些课程活动建议可以让这种精神在培训中得到培养的方法吗？就像之前的建议一样，你可以做两个列表，并在两个列表中分别记下"让学员找到自己的方式学习"和"让学员以统一的方式学习"，然后比较这两种做法并提出自己的看法。你可以围绕以下问题来思考：如何在培训课程中营造这种气氛？那么师生关系如何呢？什么样的活动会有帮助？应该如何评估？

高级初学者（情人，如炉火般地叹息着……）以及胜任力（士兵，满嘴荒诞的誓言……追寻着如泡沫般的名誉）阶段

我认为鼓励学员以自己的方式学习 CBT 是非常可取的，其中一个原因是，这种方法有利于学员对自己技能和实践进行正确的评估。高质量的反馈对于学习 CBT 技术至关重要。初学者需要练习技能，能够反思所发生的事情，并从其他人，包括我们的来访者，那里得到一些"咨询进展如何"的反馈。我们之前提到了反馈在 CBT 会谈结构中的作用。我认为，贝克强调要从来访者那里得到反馈的观点，可能是 CBT 对专业助人行业最重要的贡献之一。有一次我听完贝克的讲座去洗手间，发现贝克正在旁边的洗手池洗手。当他要求我对他的演讲作出反馈时，我也许不应该感到惊讶，尽管这也许是询问这个问题的好时机！更重要的是，如果有更多的专业人士接受系统地寻求来访者反馈的想法，这不是很好吗？例如，如果 GPs（全科医生）经常询问来访者："您对我开

展咨询的方式有何看法？"这个简单的问题可能会使许多咨询师与来访者之间的关系更亲近，从而达到更好的治疗效果。

学员应积极寻求对其技能的人性化反馈，这些反馈可以在一个组织良好的课程中获得，这样的反馈在培训结束后可能很难找到。同样，我们都需要努力磨炼自己提供有效反馈的能力，在相互肯定之间找到平衡——你做得很好——但也要在互相挑战中争取做得更好——这样的方式可能会更好，这是你可以尝试的一种好方法。使用录像和录音是学习技术的特别有效的方式。我在牛津认知疗法中心（Oxford Cognitive Therapy Centre）接受培训时，曾被鼓励录下每一次会谈的内容。我记得，当我以学员的身份听到自己的工作情形时，那种兴奋感就像卡尔·罗杰斯描述的那样——既有好的会谈，也有不好的会谈。罗杰斯（Rogers, 1980）开创了记录疗法，并描述了当年他和同事们是如何聚在他们的录音设备周围一起聆听每段咨询录音，并从中汲取知识与经验的。当一些学员在私底下告诉我，他们对使用录音设备进行技术培训会感到紧张的时候，我领悟到了另一个开展技术培训的好方法。他们问我是否可以带着这些设备去工作室"玩耍"——没有导师在场，这样他们下次就不会紧张了。事实证明，这样的方法如有神助，并成为视频学习课程的标准教学方法。我们再一次在学习过程中看到了寓教于乐的积极作用，这一作用得到了发展心理学家的充分认可（Dobson, 2004）。

当他们完成培训后，学员们经常反馈目前应如何看待自己困境的问题。这个问题可能是最基本的，"你是做什么工作的？"我现在可以认为自己已经是一名"CBT治疗师"了吗？或者我是否还应该有其他的证明——例如，官方认证，或者被授予一个职位中有CBT的头衔——才能认为我已经是一名CBT治疗师了？令我惊讶的是，刚接受培训的人经常会有这种不确定感：

> 我一定要让我的名片上有"CBT治疗师"的头衔，但如果我的部门把它写到我的员工档案上我可能会不知所措，人们可能会想："她以为她是谁？"

另一名学员客观地观察到，在这些过程中可能存在许多政治因素：是否有人拥有CBT的"认定权"，或者谁认为他们拥有这种权力？

我被聘为一名"咨询师"，但我认为自己是一名"CBT治疗师"……这是一个棘手的问题……拥有了一个头衔——但你也拥有了另外一种身份……

雇主可以通过授予职称或制订规则来解决这些问题。这些引文中有许多内容是在越来越多的人开始接受心理治疗普及计划（Increasing Access to Psychological Therapies, IAPT）之前，以及CBT从业资质变得越来越有价值之后引用的。随后，许多学员反馈称，他们的雇主对他们的培训基本上漠不关心，和/或者不愿过多参与授予头衔的工作，因为这些头衔可能会让一些人受益，但也会让另一些人失望。与此同时，许多学员决定自己授予头衔，看看自己能把它推广到什么程度：

> 在心理咨询领域，我说我是一名心理咨询师；但在 CBT
> 领域，我说我是一名从事 CBT 的心理咨询师。
>
> 我认为自己是一名综合治疗师，但如果我和医生交谈，
> 我倾向于说我是 CBT 治疗师。
>
> 我称自己为 CBT 咨询师。

当学员进入岗位培训时，他们给自己的头衔可能意味着他们将从事与他们所学相关的工作，但只有头衔是远远不够的，尤其是当人们希望在他们受训的技术上有更大发展的时候。有很多证据表明，如果不继续深造，那么将很容易"回归平均"——也就是说，逐渐回到培训前遵循的旧方法（Ashworth, Williams & Blackburn, 1999）。在理想情况下，培训机构应该关注学员在培训后的发展并进行后续跟进监测，就我个人而言，我很享受与以前的学员会面并了解他们的"进展"。培训人员必须对新学员给予更多的关注，而且他们通常很难说服雇主愿意为以前的学员提供"跟进"时间。这可能意味着导师并不清楚之前的学员在培训后将要面临的挑战。

许多之前的学员会寻求认证，主要通过专业协会认证，如英国行为和认知心理治疗协会（BABCP）和英国心理咨询及心理治疗协会（BACP）。这些机构要求在他们协会中获得认证的咨询师每年进行一次考核和一定数量的持续专业进修（CPD）。有时候，CPD 似乎更像是为培训机构设计的，而不是为从业者的实际需要设计的。CPD 证书的获得可能会成为一种习惯——有些人在

尽早拿到证书后会追求一种"退出本质主义"的策略！从更为积极的一面来看，例如BABCP有许多活跃的区域组织[1]，会为我们的学员提供持续的帮助。

这些都是帮助人们避免在接受培训后回到原来的咨询模式或"回到中间"和／或"偏离航道"转向其他方向的方法。然而，我的研究表明，相当多的学员所做的，不会超过他们所从事的任何工作、地位或头衔所要求的最低限度。这并不总是因为他们缺少投入，也可能是因为时间、金钱或者他们简单的偏好等。与治疗领域保持联系的一种低成本且相对适宜的方法是与以前的学员一起成立一个非正式小组，尤其是在培训期间结识的朋友。例如，有一个这样的小组确实对我这本书的某些部分给予了一定的帮助。我将在本章后面讨论这些小组可以遵循的一些富有成效的发展方式，但作为最后的建议，我要求读者总结他们自己岗位培训的经验。

建议　　　　　组成一个同行发展小组，一人、两人一组或小组
　　　　　　　集体讨论。

如果你目前正在参加培训课程或培训小组，你是否考虑过如何在培训后保持技能的熟练程度？一种方法是在你的培训课程中挑选你认为可能喜欢继续与他们接触的人，并和他们建立一个小组。想想你会怎么做：在哪里见面？多久一次？一个月一次，两

1　这些组织可以通过 BABCP 网站找到。

个月一次，还是三个月一次？你会做哪些活动来保持你技能的熟练程度或教学水平？最后一点与之前的同样重要，加入一些社交元素会是一件好事吗？——例如一起吃一顿饭，或者在咖啡馆或酒吧闲聊？

熟练、专业和精通是个漫长的过程

从熟练到专业

……然后是法官……满嘴智慧的格言和老生常谈。(《皆大欢喜》，第二幕，第七场，p.154）

通过 CBT 培训课程的学员应具备一定的基本能力，比如在 CTS-R 中达到令人满意的分数。这样会让他们信心倍增，但许多人似乎仍不确定自己能否在现实工作中取得成功。他们还被"一定要做对"的想法所主导，并且可能会隐隐约约感觉到导师在他们耳边喋喋不休。在我与学员的一些对话中，一些学员模仿导师的语气做了一次小型的角色扮演：

> 我不能偏离书本——培训结束后，我仍在对自己说："现在，你必须记住要做心境检查和桥接以获取来访者的最新信息……"
>
> 你希望按照别人告诉你的方式去做，如果你不这样做，你仍然害怕会被责骂！

这种"有意识的胜任"仍然依赖于陈述性知识,即"遵守规则""执行官方命令"和"坚持计划"。然而,具备这种能力是有代价的,不久之后,许多学员会认为这样工作还可以,但不是真正的熟练,事实上似乎有点笨拙,甚至显得有些僵硬和机械,感觉就像是"死记硬背"或像是"完全按照书本来做"。如前所述,培训后有相当大的可能性会回退到以前的工作方式中(Ashworth et al., 1999),可能从这一点开始,也许是因为从业者遇到了舍恩(Schon, 1994)所说的技术理性[1]的限制。舍恩认为,技术理性是实证主义的一个方面,它在 19 世纪中叶的许多工作环境中推动了专业化的发展,到 20 世纪 60 年代达到巅峰。然而,技术理性对那些经常(正确地)考虑群体而不是个人来访者的组织和政府尤其有吸引力,并且为他们制订合理的政策和在实践中提供帮助。CBT 也涉及其中,包括 20 世纪 90 年代风行的"循证实践运动"以及之后促使莱亚德勋爵(Lord Layard)出版抑郁症报告的类似思考(the Centre for Economic Performance, 2006)。这些趋势是基于这样一种观点,即研究证据表明存在一种最佳实践方式,且从业者应该阅读研究文献并做出相应的选择。然而,我在 20 世纪 90 年代末参加了一个以证据为基础的心理健康论坛,那次活动组织得十分糟糕,当时我就清楚地认识

1　技术理性:一旦技术无处不在,将技术进步融入社会的理性决策就可以改变社会中被认为是理性的东西。——译者注

到这种方法的局限性。在一次关键讨论中，我们拿到了一个案例场景，首先阅读了 30 页的研究摘要，然后要求我们根据"证据"对案例做出论断。这些文章很烦琐，晦涩难懂，我们只有半小时的时间来消化和讨论它们。毫无疑问，随后的讨论毫无启发性。这次研讨似乎是为了模拟治疗的理想状态，但对我来说，它只是突出了想要使用研究结果的从业者所面临的巨大问题。关于这个论坛，我还记得的另一件事情是，一位来访者通过所谓的授权被邀请发言，但他却直截了当地说，来访者更关心是否得到尊重，而不在乎咨询师们的方法的"有效性"。

从业者经常因为没有阅读研究文献而备受指责，但我们也可能会问，研究人员是否付出了足够的努力，使他们的研究成果能够被从业者理解和使用。CBT 的研究基础可以被描述为"结果丰富而过程贫乏"，CBT 的研究人员往往对过程研究持谨慎态度，好像过程研究会受到其他治疗模式关联的"污染"。CBT 咨询师可以从许多 CBT 研究结果中得到的最大好处是能够找到一个很好的总体方向——也许是通过一个治疗方案——了解进行有效的心理咨询可能会是什么样子的。关于如何运用治疗方案并没有足够的信息。博伊特勒（Beutler，个人交流）建议咨询师至少持续两年学习一个单一的治疗方案，以便适应不同情况的来访者，他半开玩笑地说，当你学会治疗工作所需的所有方案时，你就该退休了！更多的过程研究可能会填补这一空白，但在认知行为疗法中一直缺乏这方面的研究。我现在已经确信，这种研究可能发展的唯一方式是从业者致力于在同行群体层面上进行研究——理想的情况是得到一些更民主的学术机构的支持（Wills, 2010）。这类工作的关键在于更多地了解来访者对不同方法的反应，以及是否存在可识别的"反应轨迹"，这对于从业者了解这一点非常有用，而不是像早期咨询研究所揭示的那样（Truax & Carkhuff, 1967）。此外，如果我们能够确定从业者在穿越这片充满不确定性的密林时发现了什么"轨迹"，这将是很有帮助的，这些不确定性是方法和技术在现实生活中实施时的真实写照。

一位来访者对这类工作作出了如下生动的比喻：

> 这就像来访者在使用思维记录，但它就是不起作用——就像吹小号，吹不出一个音符，更不用说一段曲调……而新的练习者也能感觉到：我已经学会了演奏这种乐器，怎么还是毫无头绪呢？

来访者可以帮助我们摆脱这些困境。然而，他们的问题可能无法按照治疗方案所描述的方式得到妥善处理。来访者可能会表现出抗拒，明显地拒绝"遵守规则"，这会促使我们感觉自己正在闭门造车，我们需要尝试更多有创造性的解决方案：

> 一位只是看到咨询中有书面作业就怒不可遏的来访者——她不能接受思维记录……但她会用同样的原则寻找证据，以及上述所有这些规则来谈论事情……

随着学员获得更多的经验和信心，他们更有可能相信自己并采用自己喜欢的方式开展咨询：

在我的第一次培训中，我从罗杰斯那里学到了很多东西，所以我思考了很多来访者的思维是如何受到我的"存在方式"的影响的——如果我能在我的思维中保持冷静和清晰，看看这是否会比咨询技术更有影响力……

然而，这可能会让人觉得有风险——NICE（英国国家卫生与临床优化研究所）的指导方针对于"存在方式"几乎没有什么描述——因此，也许有些人会认为这样的工作是无效的，而且太"离谱"。这可能会使咨询师处于"孤立无援的境地"，因此，如果学员有必要处理"尝试与错误"存在的不确定性，而这些不确定性必然伴随着学习"尝试"方案而来，因此他们通常需要大量的支持和鼓励。内部支持可以来自督导、经理人和来访者。理解技能学习所涉及的阶段和过渡得益于良好、及时的督导。督导可以调节支持与反对之间的平衡点，以赋予受督导者一种逐渐增强的、最适合自身发展的自主意识。起初，受督导者可能会遵循"照本宣科"的方法，可能会错误地认为他们必须为每个问题找到相应的治疗方案（因为他们可能相信一定会有一个合适的治疗方案）。然而，根据我的经验，随着经验的增长，技术问题的重要性逐渐降低，因为更多的问题与技巧和方法的实施有关——这是我所做的大多数督导的一个持续主题。实施中的问题本质上常常是人际关系的问题。CBT 在这方面受到了一些阻碍，因为许多版本的 CBT 都淡化了人际关系方面的作用，但也有一些明显的例外（Gilbert & Leahy, 2007; Safran & Segal, 1990; Wills &

299

CBT 技术的
维持和发展

Sanders, 2013）。CBT 也很少进行过程研究——我们稍后将讨论这个因素。偏离治疗方案也可能引发一些焦虑的治疗师图式（Leahy, 2007）：如果我给这个来访者布置家庭作业，她会不喜欢我，但如果我不做，那就不是正确的 CBT。山重水复疑无路，柳暗花明又一村，更多的创造力和灵活性会增强自信，用一位前学员的话来说：

> 在任何情况下，试验都是 CBT 的基础……因此，试验
> 就可能产生错误……你可以对来访者说："我不确定这
> 是否可行，但我们可以试试看——你觉得怎么样？"

承认我们不是无所不知可能会感觉自己很无能，但这样的立场实际上显示了力量，来访者会赞同咨询师的坦诚以待——我们都有知道和不知道的事情——并对来访者保持基本的信任，让他们全面了解什么可能对他们有用。这种不断增长的信心有时是容易出错的，但它使我们能够更全面地看待在实践中应该优先考虑什么。

当我们的能力变得不那么有意识，并且更加放松时，这种"容易犯错的自信"会将我们带向熟练的大门，因为我们不需要那么深思熟虑和努力地"工作"，且技术实施得更自然。更重要的是，它能够让我们思考目前所面临的独特情况需要什么。理论方法可以帮助我们，但不应该决定我们的咨询应该怎么做。当咨询师达到了可以从容自如地做这件事的阶段时，那么他们通常可以开始担任督导的角色了，这样他们就可以帮助其他人也达到同样的高

度。督导角色可以帮助他们从更广泛的角度看待治疗模型的所有方面——这是专业知识的必要前提。

从熟练到专业再到精通

> ……他成了消瘦又拖拉的老朽，鼻子上架着眼镜……最后一幕，终了这曲折离奇的一生，重回孩提，忘却此生，没有牙齿、没有眼睛、没有味觉、没有一切。(《皆大欢喜》，第二幕，第七场，pp.158-166)

勇于质疑自己，即没有人可以学会所有的治疗方法，也没有人拥有所有的答案，这种想法是正确的，保持怀疑自己的态度应该和自信心相辅相成，这样才能做到即兴发挥。即兴发挥是熟练地掌握专业知识、精通各种治疗方法的显著特征（Binder, 2004 ）。然而这种隐性知识可能很难用语言表达出来，也许正是这种"说出自己知道什么"的困难感促使人们从他们现有的认知范围之外寻求知识，以帮助他们做到这一点。一个很简单的做法是从其他心理治疗模式的研究中寻找要补充的内容。然而，在心理治疗领域有很强的流派区分（Inskipp & Proctor, 1999），各种不同的原因使这种探索很难进行。除了感觉对自己的流派有些不忠，认真探索其他流派还需要花费大量的时间和精力。如今，与心理治疗方面相关的文献数量非常庞大，当我们时间有限的时候，很难在其中找到正确的方向。

在编写本书第一版和第二版的 8 年中，我刻意从 CBT 以外其他取向的治疗模型中学习了一些技术，主要是为了补充完善 CBT 模型中不尽如人意的某些方面。这种自我训练主要有两个目的。首先，我想研究一下如何更好地理解限时动力学疗法（TLDT; Binder, 2004; Levenson, 1995; Strupp & Binder, 1984），因为这可以帮助我理解和使用一些在治疗关系中已经意识到的微妙影响；其次，我想更多地了解如何利用情绪聚焦疗法（Elliott et al., 2004; Greenberg, 2002, 2011），帮助我处理来访者情绪中一些容易被忽略的方面。为了做到这一点，我参加了一些研讨会，阅读了我能找到的所有主要文本，并观看了我能找到的所有这类工作的案例记录。我还遵循了两个我认为在职业生涯的任何阶段都会有帮助的原则——做非正式但系统的个案研究，以及围绕实践发展的特定主题写反思日志（Wright & Bolton, 2012）。一方面，系统的个案研究是一个简单的科学项目，它可以帮助人们跟踪一个特定来访者对使用新的治疗方法所产生的反应（McLeod, 2010）。另一方面，以实践为基础的反思日志可以用一种非正式的方式反映当前的治疗方法中潜在的问题。我在本书提到的相关案例可在本书的配套网站找到。

无论是在咨询还是写作中，我从不安于现状，有些人和善地告诉我，自 40 多年前开始从事心理治疗工作以来，我对这个工作一直保持着最初的热情和冒险精神。在我创作这些书的时候，我会写一些总结性反思，这是一个令人振奋的时刻，但绝不是三分钟的热度。这本书的前几章介绍了这种"自我训练"的结果，以便读者能清楚地认识到自己的哪方面得到了提升。

因为我遵循了这样的发展轨迹，我也意识到我们这一代 CBT 从业者都走着类似的道路，所以我想知道，这段"旅程"的特点——勇于承认当前实践中的局限性，以及向"同门别派"学习的开放性——是否是成熟的治疗实践的基本特征（Goldfried, 2005）。让我们暂时回到莎士比亚的这段话中，成熟的咨询师确实在某种意义上"掉了一些牙齿"，看起来可能不再那么有"冲劲"。然而，也许当我们"再回童年"的时候，我们也重拾了"玩耍"的能力，并对一些新的发现感到好奇，就像孩子们在他们脚下遇到充满活力的世界一样。

例如，其他 CBT 从业者反映了过度认知在处理情绪时的潜在缺陷（Power, 2010）。保罗·吉尔伯特（Paul Gilbert, 2010, p.6）提到这样一个事实：有些来访者说，"我理解 CBT 的逻辑……但我没有感觉到任何不同"……这在 CBT 中是一个众所周知的问题。正如我们之前讨论过的，保罗利用神经科学和进化论知识提出这样的观点：任何试图摆脱消极情绪的尝试都必须涉及大脑产生同情的功能。这种工作方式永远不可能简单地被视为技术问题，因为情绪和关系是如此紧密地联系在一起，所以以同情心为中心的工作视角必然会对治疗关系产生影响。因此，我们发现保罗撰写并编辑了一本关于 CBT 治疗关系的书（Gilbert & Leahy, 2007），这并不令人惊讶，这本书表明了向其他实践模式学习的可取性。保罗选择通过推广另一种模式——慈悲聚焦疗法(CFT)

CBT 技术的
维持和发展

来发展他的想法。他似乎并不认为这是一种替代（补充？）方案，而是作为 CBT 模型的家族成员，也可能是一个有点"半独立"的家庭成员——也许在他最后定稿的《超越认知行为疗法》中有一句很好的评论可以表达这个观点："CBT 擅长其尝试的工作，但(临床)心理学作为一种科学和服务模式远远超出了它的范围。"(Gilbert，2009b，p.403)

安·哈克曼（Ann Hackman）是在认知治疗中创新运用意象技术的先驱。意象技术开始于贝克（Beck,1970b）的早期贡献，但在安和其他同事开发出一种更系统的方法之前一直被忽略。安对意象技术感兴趣的部分原因是意象似乎有超越语言和文字所表达情感范围的能力。她使用了来自更广阔的"视觉化"世界的概念，并用一些有趣的故事讲述了她在旅途中的一些经历（个人交流）。同时，她还坚持忠于她使用的牛津传统的科学方法，这样她就可以对使用具有特定心理问题的意象做出实证性的贡献（ Hackmann et al., 2011 ）。尽管她已经正式退休了，但她仍在积极地将更多的意象技术应用于新的问题领域——如它们在身体保健方面的作用。在这段时间里，和我一样，安也认为没有必要开发一种替代认知疗法的治疗方案，她一直"坚持这个项目"，同时不排斥从其他角度探索和使用其他观点。

我们有一个有趣的例子，一个人在约翰·马齐利尔（John Marzillier）的书中变成了"CBT 叛教者"。我同意温迪·德莱顿（ Windy Dryden ）在这本书的封面上的评论，即，作为一名咨询师，马齐利尔的发展轨迹对其他大多数咨询师都具有高度的可读性和指导性（Marzillier, 2010）。马齐利尔在他职业生涯早期把自己描绘成一个过度自信甚至自负的咨询师。然而，他很坦诚地面对自己的过失和局限性，他在书中描述了他是如何逐渐接受来访者的一些建议来"改正他"的，尤其在他认识到了来访者的情绪，以及如何使用在治疗关系的持续互动中学到的内容的重要性后。马齐利尔曾是一名彻头彻尾的认知行为咨询师，他在 1989年重新参加培训，成为一名心理动力学咨询师。他在 2010 年出版的书中生动地描述了这段有趣的经历，其中包括他与亚伦·贝克史诗般的网球比赛的经典记述。有一段时间，他试图将自己的新观点与旧观点结合起来，但最终发现自己还是更加认同新观点。虽然一些"皈依者"倾向于抛弃他们以前的观点，但令人欣慰的是，马齐利尔仍然对 CBT 保持尊重，也许他同意约翰·麦克劳德（John McLeod, 2013b, p.xiii）的观点，"学派争论是故步自封的，分散了我们对来访者需求的关注，根本就是在浪费时间"。

当我结束这部分关于专业知识和掌握的内容时，我意识到在最后几页一直在回避一些东西。也许我的回避是因为对任何关于精通的建议感到尴尬和 / 或是因为我深感专业技能的精通是没有终点的，就像是我在本章开头提到的"一座更高的山峰"罢了。甚至连想象一个人能够完全精通所有治疗方法都是愚蠢的，但这也许会指引我们走向一条潜在的"下山路"，这条路可以指引我们获得一张允许我们自由创造和即兴发挥的执照——陷入一种有点尴尬的"我去过那里，购买了纪念品 T 恤"[1] 态度，很可能会在我们的领域中表现为一种"野生折中主义"[2]（Dryden & Neenan，2004）。我想，如果有人能让我相信这就是我所达到的境界，那么我承认，是时候让我向莎士比亚做"最后一次告别"了（《皆大欢喜》，第二幕，第七场，p.141）。

然而，我很高兴我依然是 CBT 研究团队中的一员——尽管我也坚定地认为心理咨询师和从业者在敞开心扉、互相学习时是最佳状态，在彼此不尊重时处于最坏状态（Davies，2013）。然而各方都对彼此存在着许多伤害性的行动和指责，使得这一点有时难以做到。在本书的结尾，我既坚守 CBT 的基础知识，也承认了我从其他模式中学到的东西。最后，请允许我呼吁来自各方的其他心理学领域的从业者考虑探索我们都应该谦虚并互相学习的想法，因为除了其他事情，我们都有很多需要谦虚的地方。

1　都经历了一遍，甚至有点厌倦了。——译者注
2　再没有新的理论出现了，哲学的任务只在于从过去的体系中批判地选择真理。——译者注

推荐阅读

Davies，E.（2013）Talking point: we are all on the same side. *Therapy Today*，24（6）.

Gilbert，P.（2009）Moving beyond cognitive behaviour therapy. *The Psychologist*，22（6）：400–403.

Marzillier，J.（2010）*Gossamer threads*. London: Karnac Books.

Wills，F.（2008）*The acquisition of competence during CBT training*. Unpublished PhD thesis，University of Bristol.（NB: Visit the book's companion website for an extract from this thesis.）

另请参见本书配套网站上关于培训和督导的部分。

关于 CTS 的资料

关于 CTS 的原始资料可以从贝克研究所网站免费下载，也可关注 CBT 资料。

通过输入"CTS-R"作为搜索词，可以从多个不同的网站免费下载 CTS-R 的评分表和手册。"getselfhelp"网站也有许多其他有用的 CBT 资料。

CBT 量表资源

附录

1

正如文中所述，CBT 治疗的一个显著特征是使用心理测量量表来评估问题和监控来访者的进展——经典地使用定量测量，如清单，以衡量焦虑和抑郁障碍症状的强度。互联网已经彻底改变了对这些量表的访问方式，其中许多量表可以从不同的网站免费下载。然而，有些量表，如贝克量表（见下文），仍然需要注册和付费——因此用户需要谨慎、合法地使用他们需要的量表。

登录 PEARSON CLINICAL 网站

治疗师需要注册之后购买以下量表：

◎ 贝克抑郁量表 II（BDI）

◎ 贝克焦虑量表（BAI）

◎ 贝克绝望量表（BHS）

◎ 贝克强迫量表（BOCS）

这些量表也特别适合儿童和青少年。

其他免费下载渠道

现在很难涵盖所有可用的网站，但是在任何情况下都可以通过使用关键词汇进行相对简单的搜索找到它们。对有抱负的 CBT 治疗师来说，一个好的起点是牛津认知治疗中心（OCTC）的网站，在那里可以免费下载量表，并且可以解决读者可能感兴趣的各种各样的问题。

其他认知方法：
成本效益分析和
饼状图

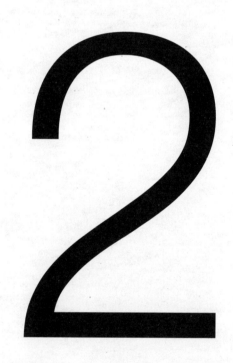

人们常说有三种主要的方法来对抗负性思维：

◎ 现实检验（证据是什么？）

◎ 务实检验（"当这种想法让你有这种感觉时，这种想法是否正确？"）

◎ 逻辑检验（这种思维方式真的合理吗？）

通常 CBT 咨询师会实施这三种方法，然后看看哪种方法对来访者最有帮助。很明显，虽然来访者在他们自己的头脑中有不同的做事方式，但一些具有挑战性的思维方式会比其他方式更符合他们的内部流程。然而，通常没有比"试试看再说"更合理的方法来发现这一点了。这可能也经常是一个"众人拾柴火焰高"和"不管黑猫白猫，能抓到老鼠就是好猫"的情况。然而，从我与来访者打交道的经验来看，我想说的是，对大多数来访者来说，逻辑上的挑战往往效果有限。现实检验可以很好地发挥作用，并且它们通常可以被务实挑战强化巩固。务实检验往往面对的是那些让人下决心以不同方式来思考的问题，因为，来访者可能会说，这些想法真的对我没什么好处。CBA 技术可能是务实挑战中最清晰、最"不费力"的。

成本效益分析（CBA）

CBA 微妙地接受了这样一个事实：有时来访者的负性思维可能会给他们带来一些微妙的回报。读者们可能都记得，在考试前，很多考生会大声宣布他们"根本没有复习！""然后有这么多人通过考试，难道不令人惊喜吗？"同样，有些人说"我真是个失败者"，可能部分是为了降低别人的期望，同时也为了避免日后给自己贴上负面标签，他们会先自己动手。CBA 帮助人们认识到这些好处，同时也与它们自身带来的坏处进行了对比（附表1）。

附表1　想法"我真是个失败者"的CBA

好处	坏处
我也许能避免失望。 我可能会避免别人对我期望过高。	当我对自己这么说时，我很沮丧。 我会避免承担更具挑战性的任务和活动。 我的自尊会受挫。 我可能会忽略我所能做的一些好的方面。 其他人可能已经受够了我的抱怨。 其他人可能低估了我的实际能力。

有时，如果来访者不愿意承认负性思维有任何好处，CBA 就会出现问题，我们最终会陷入一场一边倒的战斗，而积极理性的一方也只能取得令人不满意的胜利。通过区分"短期"和"长期"的成本和效益，有时可以帮助来访者认识到"效益"所在。负性思维的优势主要集中在短期应对上，而不利于长期发展。在制订和实施一个更积极的长期策略之前，拥有一个有缺陷的应对机制作为一种短期应对的方式可能更加容易。莱希（Leahy, 2003）认为，上面简单的 CBA 也可以用来回顾积极的替代思维。CBA实际上是一种解决问题的形式，可以用来做决策。当决策出现问题时，他们经常会牵涉其他人，因此考虑他人和自己的成本与效益是很有用的，所以现在的矩阵看起来是这样的。

	对自己的好处	对他人的好处
决策 A（或者负面信念）		
决策 B（或者积极信念）		

饼状图

当我们在第 4 章讨论认知扭曲时，我们注意到一个主要的"连环犯罪者"是"言过其实"。这些类型的陈述似乎是因为消极的注意力偏见——反过来它们也强化了这种偏见。这里很可能存在一种"特别辩护"的形式。特别辩护是一种众所周知的手段，通过对案件事实的选择性审查来获得利益。在这里，这种手段似乎与确保劣势有关——除非我们考虑上述"微妙回报"的情况。

认知策略通常是让来访者看到他们对相关因素的回顾会因偏见而受限制，并探索更全面地看待事实是否可能对此有帮助。

当我的一位来访者因为丈夫离开了她而责备自己时，我立刻发现了一种明显的扭曲。原来，她的丈夫赌博成瘾，多年来一直劝说她签字把他们所有的共同财产都留给他，所以当他和另一个女人离开时，我的来访者失去了一切，包括能为她遮风避雨的房子。我们画了一个圆圈，在这个圆圈中，她认为自己对分手负有100%的责任——"如果我是一个更好的妻子，他一开始就不会赌博。"然后我们列出了一些可能涉及的其他因素，这样就可以画出一个新的饼状图。莱希（Leahy,2001）建议将"运气不好"也加到列表中，这是一个比我们大多数人认为的更有说服力的因素，得到的列表如下：

◎ 我丈夫赌博：   60%

◎ 我丈夫酗酒：   20%

◎ 我丈夫有外遇：   10%

◎ 赌博与酒行业：   5%

◎ 运气不好：   4%

◎ 不是一个全能的妻子：   1%

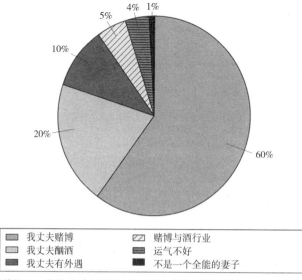

附图1 饼状图（根据上面的百分比数据绘制）

饼状图可以有非常强大的效果，但是，像所有的方法一样，有时也会遇到问题。治疗师在绘制上面描述的那种饼状图（附图1）时，会不由自主地加入自己的主观意识——尤其是当我们知道要把来访者的责任留到最后，直到保证只剩一小部分的责任时。在上述例子中，我们必须不断调整前面的数字，以允许最后几项还有百分比。对人们来说，保留一些责任也很重要，有时是作为一个道德问题，但有时也是为了显示他们是某种重要参与者。回想起来，让我感到震惊的是，后一点对这位来访者来说尤其需要，特别是在她丈夫彻底"剥夺"她的权利之后。我希望我能记录下当时我已经注意到了这一点——也许下次吧，嗯？

推荐阅读

Burns，D.D.（2001）Ten ways to untwist your thinking. In *The feeling good handbook*. Harmondsworth: Penguin.

Leahy，R.L.（2001）*Cognitive therapy techniques: a practitioner's guide*. New York: Guilford.（Chapters 2 and 6）

参考文献

APA(2000) *Diagnostic and statistical manual IV-TR*. Washington: American Psychiatric Association.

Anchin, J. C. , &Kiesler, D. (1982) *Handbook of interpersonal psychotherapy*. New York: Pergamon Press.

Aristotle(2012) *Nicomachean ethics*. Chicago: University of Chicago Press.

Arnow, B. A. , Steidman, D. Blasey., C. , Mender, R. , Klein, D. N. , Rothbaum, B. O. et al.

(2013) The relationship between the therapeutic alliance and treatment outcome in two distinct psychotherapies for chronic depression. *Journal of Consulting and Clinical Psychology, 81*(4): 627-638.

Arntz, A. , &van Genderen. H. (2009) *Schema therapy for borderline personality disorder*. Chichester: Wiley-Blackwell.

Ashworth, P, Williams, C. , &Blackburn, I. -M. (1999) What becomes of cognitive therapy trainees?A survey of trainees' opinions and current clinical practice after postgraduate cognitive therapy training. *Behavioural and Cognitive Psychotherapy, 27*: 267-277.

Atherton, J. (1999) Resistance to learning: a discussion based on participants in in-service professional training programmes. *Journal of Vocational and Educational Training, 51*(1): 77-90.

Austen, J. (2014) *Sense and sensibility*. Harmondsworth: Penguin.

Bandura, A. (1997) *Sell-efficacy: the exercise of control*. Basingstoke: W. H. Freeman.

Barlow, D. H. , Ellard, K. K. , Fairholme, C. P. Farchione, T. J. , Boisseau, C. L. , Allen, L. B. et al. (2011) *Unified protocol for transdiagnostic treatment of emotional disorders*. Oxford: Oxford University Press.

Bartlett, Sir F. (1932) *Remembering: a study in experimental and social psychology*. Cambridge: Cambridge University Press.

Beck, A. T. (1967) *Depression: clinical, experimental and theoretical aspects*. New York: Harper&Row.

Beck, A. T. (1970a) Cognitive therapy: nature and relation to behavior therapy. *Behavior Therapy, 1*: 184-200.

Beck, A. T. (1970b) The role of fantasies in psychotheraphy and psychopathology. *Journal of Nervous and Mental Disease, 150*: 3-17.

Beck, A. T. (1976) *Cognitive therapy and the emotional disorders.* Harmondsworth: Penguin.

Beck, A. T. , Emery, G. , with Greenberg, R. (1985) *Anxiety and phobias: a cognitive perspective.* New York: Basic Books.

Beck, A. T. , Freeman, A. , Davis, D. D. , &associates(2004) *Cognitive therapy of personality disorders* (2nd ed.). New York: Guilford.

Beek, A.T, Rush, A.J., Shaw, B.F., &Emery, G. (1979) *Cognitive therapy of depresssion.* New York: Guilford.

Beck, J. (1995) *Cognitive therapy: basics and beyond.* New York: Guilford.

Beck, J. (2011) *Cognitive behavior therapy: basics and beyond* (2nd ed.). New York: Guilford.

Bennett-Levy, J. (2006) Therapist skills: a cognitive model of their acquisition and refinement. *Behavioural and Cognitive Psychotherapy, 34*: 57-78.

Beutler, L.E., & Harwood, T.M. (2000) *Prescriptive psychotherapy: a practical guide to systematic treatment selection.* New York: Oxford University Press.

Binder, J.L. (2004) *Key competencies in brief psychodynamic psychotherapy: clinical practice beyond the manual.* New York: Guilford.

Bolton, G. (2010) *Reflective practice* (3rd ed.). London: Sage.

Bond, T. (2010) *Standards and ethics for counselling* (3rd ed.). London: Sage.

Bransford, J.D., Brown, A.L., &Cocking, R.R. (2004) *How people learn: brain, mind, experience and school.* Washington, DC: National Academy Press.

Bransford, J.D., Franks, J.J., Vye, N.J., & Sherwood, R.D. (1989) New approaches to instruction: because wisdom can't be told. In S. Vosniadou & A. Ortony (Eds.), *Similarity and analogic reasoning* (pp.470-497). New York: Cambridge University Press.

Bruch, W., & Bond, F.W. (1998) *Beyond diagnosis: case formulation approaches to CBT.* Chichester: Wiley.

Burdick, D. (2013) *Mindfulness skills workbook for clinicians and clients.* East Claire, WI: PESI Publishing.

Burns, D.D. (1999) *The feeling good handbook* (Rev. ed.). New York: Penguin.

Burns, D.D. (2001) Ten ways to untwist your thinking. In *The feeling good hand-book.*

Harmondsworth: Penguin.

Busch, F.N., Milrod, B.L., Singer, M.B., &Aronson, A.C. (2012) *Manual of panic focused psychodynamic extended range.* New York: Routledge.

Butler, G. (2009) *Overcoming social anxiety and shyness.* London: Robinson.

Casement, P. (1985) *On learning from the patient.* London: Tavistock.

Cash, A.H. (2007) *John Wilkes: the scandalous father of civil liberty.* New Haven, CT: Yale University Press.

Centre for Economic Performance (2006) *The depression report: a new deal for depression and anxiety disorders.* London: LSE.

Christie, A. (1976) *Sleeping murder.* London: Harper Collins.

Ciarrochi, J.V. & Bailey, A. (2008) *The CBT practitioner's guide to ACT.* Oakland, CA: New Harbinger.

Clark, D.A., & Beck, A.T. (2012) *The anxiety and worry workbook.* New York: Guilford.

Clark, D.M. (1996) Panic disorder: from theory to therapy. In P. Salkovskis (Ed.), *Frontiers of cognitive therapy* (pp. 318-344). New York: Guilford.

Coid, J., Yang, M., Tyrer, P. Roberts, A., & Ullrich, S. (2006) Prevalence of personality disorders in Great Britain. *British Journal of Psychiatry, 188*: 423-432.

Connolly, M.B., Crits-Christoph, P., Demorest, A., Azarian, K., Muenz, L., & Chittams, J. (1996) Varieties of transference patterns in psychotherapy. *Journal of Consulting and Clinical Psychology, 64*: 1213-1221.

Cooper, M. (2003) *Existential therapies.* London: Sage.

Cornell, A.W. (2013) *Focusing in clinical practice.* New York: W.W. Norton & Co.

Cummings, N., & Sayama, C. (1995) *Focused psychotherapy: a casebook of brief intermittent psychotherapy.* New York: Brunner/Mazel.

Damasio, A. (2000) *The feeling of what happens: body, emotion and the making of consciousness.* London: Vintage.

Davies, E. (2013) Talking point: we are all on the same side. *Therapy Today, 24*(6).

DeRubeis, R.J., Siegle, G.L., &Hollon, S.D. (2008) Cognitive therapy versus medications for depression: treatment outcomes and neural mechanisms. *National Review of Neuroscience, 9*(10): 788-796.

Dobson, F. (2004) *Getting serious about play–a review of children's play.* London, UK: Department for Culture, Media and Sport.

Dryden, W. (1991)*A dialogue with Albert Ellis: against dogmas.* Buckingham: Open University Press.

Dryden, W. (2006) *Getting started with REBT* (2nd ed.). London: Taylor & Francis.

Dryden, W., & Neenan, M. (2004) *Rational emotive behaviour counselling in action* (3rded.). London: Sage.

Dryden, W., & Trower, P. (Eds.)(1988) *Developments in cognitive psychotherapy.* London: Sage.

Dryden, W., & Yankura, J. (1992) *Daring to be myself: a case study in rationalemotive therapy.* Buckingham: Open University Press.

Egan, G. (1975) *You and me: the skills in communicating and relating to others.* Monterey, CA: Brooks-Cole.

Egan, G. (2002) *Exercises in helping skills: a manual to accompany* The skilled helper (7th ed.). Pacific Grove, CA: Brooks-Cole.

Egan, G. (2013) *The skilled helper*(10th international ed.). Pacific Grove, CA: Brooks-Cole.

Ekers, D. Richards, D.A., McMillan, D., Bland, J.M., &Gilbody, S. (2011) Behavioural activation delivered by the non- specialist: phase II randomised controlled trial. *British Journal of Psychiatry, 198*: 60-72.

Elliott, R., Watson, J.C., Goldman, R.N., &Greenberg, L.S. (2004) *Learning emotion-focused therapy: the process- experiential approach to change.* Washington, DC: American Psychological Association.

Ellis, A. (1973) *Humanistic psychotherapy: the rational-emotive approach.* New York: Julian Press.

Ellis, A. (2000) *The Albert Ellis reader: a guide to well-being using rational emotive behavior therapy.* New York: Citadel.

Emery, G. (1999) *Overcoming depression: therapist's manual.* Oakland, CA: New Harbinger.

Epictetus (1995) *A manual for living (The Enchiridion*). San Francisco: Harper.

Epstein, S. (1998) *Constructive thinking: the key to emotional intelligence.* Westport, CT: Praeger.

Erikson, E. (1994[1959]) *Identity and the life cycle* (Rev. ed.). New York: W.W. Norton&-Co.

Fennell, M. (1989) Depression. In K. Hawton, P.M. Salkovskis, J. Kirk, &D.M. Clark (Eds), *Cognitive behaviour therapy for psychiatric problems.* Oxford: Oxford University Press.

Fennell, M. (2004) Depression, low self-esteem and mindfulness. *Behaviour Research and Therapy, 42*: 1053-1067.

Fialkow, N.J., & Muslin, H.L. (1987) Working through: a cornerstone of psychotherapy. *American Journal of Psychotherapy, 43*(3): 443-452.

Flecknoe, P. & Sanders, D. (2004) Interpersonal difficulties. In J. Bennett-Levy, G. Butler, M. Fennell, A. Hackmann, M. Mueller, &D. Westbrook(Eds.), *Oxford guide to behavioural experiments in cognitive therapy*(pp. 393-412), Oxford: Oxford University Press.

Freud, S. (1914[1991]) *On Metapsychology*, Penguin Freud Library 11. Harmondsworth: Penguin.

Gendlin, E. (1981) *Focusing*. New York: Everest House.

Gendlin, E. (1996) *Focusing oriented psychotherapy: a manual of experiential method*. New York: Guilford.

Gilbert, P. (2009a) *The compassionate mind*. London: Constable.

Gilbert, P. (2009b) Moving beyond cognitive behaviour therapy. *The Psychologist. 22*(5): 400-403.

Gilbert, P. (2010) *Compassion -focused therapy: distinctive features*. Hove, East Sussex: Routledge.

Gilbert, P., & Leahy, R.L. (2007) *The therapeutic relationship in cognitive behavioural psychotherapies*. London: Routledge.

Goldfried, M. (Ed.)(2005) *How therapists change: personal and professional reflections*. Washington, DC: American Psychological Association.

Gordo, A., & De Vos, J. (2010) Psychologism, psychologising and de-psychologisation. *Annual Review of Critical Psychology*, pp.3-7.

Greenberg, L.S. (2002) *Emotion-focused therapy: coaching clients to work through their feelings*. Washington, DC: American Psychiatric Association,

Greenberg, L.S. (2011) *Emotion-focused therapy*. Washington, DC: American Psychiatric Association.

Guidano, V. & Liotti, G. (1983) *Cognitive processes and emotional disorders: a structural approach to psychopathology*. New York: Guilford.

Hackmann, A. (1998) Cognitive therapy with panic disorder and agoraphobia. In N. Tarrier (Ed.), *Treating complex cases: the cognitive behavioural approach* (pp. 27-45). Chichester: Wiley.

Hackmann, A., Bennett-Levy, J., & Holmes, E.A. (2011) U*sing imagery in cognitive therapy*. Oxford: Oxford University Press.

Hall, K., & Iqbal, F. (2010) *The problem with CBT*. London: Karnac.

Harris, R. (2006) *Imperium*. London: Arrow Books.

Harvey, A., Watkins, E., Mansell, W., &Shafran, R. (2004) *Cognitive behavioural processes across psychological disorders: a trans-diagnostic approach to research and treatment*. Oxford: Oxford University Press.

Hayes, S.C. (1999) Acceptance and Commitment Therapy(ACT): workshop given at the EABCT Annual Conference, London.

Hayes, S.C., Strohsal, K.D., & Wilson, K.G. (2004) *Acceptance and commitment therapy: an experiential approach to behavior change* (New ed.). New York: Guilford.

Hays, P.A., & Iwamasa, G.Y. (2006) *Culturally responsive cognitive behavior therapy: assessment, therapy and supervision*. Washington, DC: American Psychiatric Association.

Hazlett-Stevens, H., & Craske, M.G. (2008) Live(in vivo) exposure. In W.T.O'Donoghue & J.E. Fisher (Eds.), *Cognitive behavior therapy: applying empirically supported techniques to your practice* (2nd ed.)(pp. 309-316). Hoboken, NJ: John Wiley & Sons Inc.

Hick, S.F.&Bien, T. (Eds.)(2008) *Mindfulness and the therapeutic relationship*. New York: Guilford Press.

Hobson, R.F. (1985) *Forms of feeling: the heart of psychotherapy*. London: Tavistock.

Holmes, J. (1993) *John Bowlby and attachment theory*. Makers of modern psychotherapy. London & New York: Routledge.

Illardi S.S., & Craighead, W.E. (1994) The role of non-specific factors in cognitive behaviour therapy. *Clinical Psychology: Science and Practice*, *1*(2): 138-155.

Inskipp, F. (1996) *Skills training for counsellors*. London: Cassell.

Inskipp F. & Proctor B. (1999) Post-tribalism: a millennium gift for clients. Keynote Address to the Annual Conference of the British Association for Counselling and Psychotherapy. University of Warwick, September.

Ivey, A.E., D'Andrea, M., & Ivey, M.B. (2012) *Counselling and psychotherapy: a multicultural approach* (7th ed.). Boston: Allyn & Bacon.

James, I.A. (2001) Schema therapy: the next generation—but should it come with a health warning? *Behavioural and Cognitive Psychotherapies*, *29*(4): 401-407.

James, I.A., & Barton, S. (2004) Changing core beliefs with the continuum technique. *Behavioural and Cognitive Psychotherapies, 32*(4): 401-407.

James, I.A., Blackburn, I.-M., & Reichelt, F.K. (2000) *Manual of the revised cognitive therapy scale.* Newcastle upon Tyne: Cognitive& Behavioural Therapies Centre.

Kabat-Zinn, J. (2012) *Mindtulness for beginners: reclaiming the present moment and your life* (CD set). Boulder, CO: Sounds True.

Kagan, N. (1975) *Influencing human interaction.* Washington, DC: American Personnel and Guidance Association.

Kahn, M. (1991) *Between therapist and client: the new relationship.* New Yorks. W.H. Freeman.

Katzow, A.W., & Safran, J.D. (2007) Recognising and resolving ruptures in the therapeutic alliance. In P. Gilbert & R.L. Leahy (2007) *The therapeutic relationship in cognitive behavioural psychotherapies* (pp. 90-105), London: Routledge.

Kazantzis, N., Deane, F.P. Ronan, K.R., & L'Abate, L. (Eds.)(2005) *Using assign-ments in cognitive behavior therapy.* New York: Routledge.

Kazantzis, N., & Ronan, K.R. (2006) Can between-sessions (homework) assignments be considered a common factor in psychotherapy? *Journal of Psychotherapy Integration, 16*(2): 115-127.

Keijsers, G.P. Schaap, C.P. & Hoogduin, C.A. (2000) The impact of interpersonal patient and therapist behaviour on outcome in cognitive behaviour therapy: a review of empirical studies. *Behaviour Modification, 24*(2): 264-297.

Kuyken, W. (2006) Evidence-based case formulation: is the emperor clothed? In N. Tarrier (Ed.), *Case formulation in cognitive behaviour therapy* (pp. 12-35). London: Routledge.

Kuyken, W., Padesky. C. A., & Dudley, R. (2009) *Collaborative case conceptualisation in cognitive-behavior therapy.* New York: Guilford.

Larkin, P. (2003) *Collected poems.* London: Faber&Faber.

Layden, M. A., Newman, C.F., & Morse, S.B. (1993) *Cognitive therapy of borderline personality disorder.* Boston, MA: Allyn&Bacon.

Leahy, R.L. (2001) *Overcoming resistance in cognitive therapy.* New York: Guilford.

Leahy, R.L. (2003) *Cognitive therapy techniques.* New York: Guilford.

Leahy, R.L. (Ed.)(2006) *Contemporary cognitive therapy.* New York: Guilford.

Leahy, R.L. (2007) Schematic mismatch in the therapeutic relationship. In P. Gilbert

& R. L. Leahy (Eds.), *The therapeutic relationship in the cognitive behavioural psychotherapies* (pp. 229-254). Hove: Routledge.

Leahy, R.L. (2011) *Emotional regulation in psychotherapy*. New York: Guilford.

LeDoux, J. (1996) *The emotional brain: the mysterious underpinnings of emotional life*. New York: Simon&Schuster.

Levenson, H. (1995) *Time-limited dynamic psychotherapy: a guide to clinical practice*. New York: Basic Books.

Levinson, M. (2010) Working with diversity. In A. Grant, M. Townend, R. Mulhearn, & N. Short(Eds.), *Cognitive behavioural therapy in mental health care*. London: Sage.

Lewinsohn, P.M., & Gotlib, I.H. (1995) Behavoral theory and treatment of depres-sion. In E. Beckham&W. Leber (Eds.), *Handbook of depression* (pp. 352-375). New York: Guilford Press.

Lilienflield, S. (2007) Psychological treatments that cause harm. *Perspectives on Psychological Science*, *2*(1): 53-70.

Lindenfield, G. (2014) *Assert yourself: simple steps to build your confidence*. London: Harper Collins.

Linehan, M.M. (1993) *Cognitive behavioural treatment of borderline personality disorder*. New York: Guilford.

Linehan, M.M. (2004) Dialetical behavior therapy: synthesising radical acceptance with skilful means. In S.C. Hayes, V.M. Follette, &Linehan, M.M. (Eds.), *Mindfulness and acceptance: expanding the cognitive- behavioural tradition* (pp. 30-44). New York: Guilford.

Liotti, G. (2007) Internal working models of attachment in the therapeutic relation on ship. In P. Gilbert & R.L. Leahy(Eds.), *The therapeutic relationship in the cognitive behavioural psychotherapies*. London: Routledge.

Lively, P (1977) *The road to Lichfield*. London: Heinemann.

Lovelock, J. (2014) *Rough ride to the future*. London: Allen Lane.

Mackay, H.C., West, W., Moorey, J., Guthrie, E., & Margison, F. (2001) Counsel-lors' experiences of changing their practice: learning the psychodynamic-interpersonal model of therapy. *Counselling and Psychotherapy Research*, *1*(1): 29-35.

Mansell, W., Carey, T.A., & Tai, S.J. (2013) *A transdiagnostic approach to CBT using methods of levels therapy: distinctive features*. Hove, East Sussex: Routledge.

Martell, C.R., Addis, M.E., & Jacobson, N.S. (2001) *Depression in context: strategies for guided action.* New York: Norton.

Marzillier, J. (2010) *The gossamer thread: my life as a psychotherapist.* London: Karnac,

Masson, J. (1990) *Against therapy.* London: Fontana.

McCullough, J.P. (2000) *Treatment for chronic depression.* New York: Guilford.

McCullough, J.P. (2006) *Treating chronic depression with disciplined personal involvement.* Richmond, VA: Springer.

McGinn, R.K., Young, J.E., & Sanderson, W.C. (1995) When and how to do longer-term therapy without feeling guilty. *Cognitive Behavioral Practice, 2:* 187-212.

McLeod, J. (2010) *Doing case study research in counselling and psychotherapy.* London: Sage.

McLeod, J. (2013a) *Introduction to research in counselling and psychotherapy.* London: Sage.

McLeod, J. (2013b) *Introduction to research in counselling and psychotherapy.* Maidenhead: Open University Press.

Miller, W.R., & Rollinkick, S. (2002) *Motivational interviewing* (2nd ed.). New York: Guilford.

Milne, D.L. (2009) *Evidence-based clinical supervision: principles and practice.* Chichester: Wiley.

Neenan. M., & Dryden, W. (2013) *Life coaching: a cognitive behavioural approach.* London: Routledge.

Nicholson, J. (2006) *The perfect summer: dancing into the shadow in 1911.* London: John Murray.

Onwell, G. (1953) *Such, such were the joys.* NewYork: Harcourt, Brace, Jovanovich.

Overholser, J. (1993) Elements of Socratic method: II. Inductive reasoning. *Psychotherapy: Theory, Research, Practice, Training, 30*(1): 75-85.

Padesky, C. (1993) Socratic questioning: changing minds or guiding discovery? Keynote address at European Congress of Cognitive and behavioural therapies. London, September.

Padesky, C. (1994) *Cognitive therapy for anxiety: audiotape.* Newport Beach, CA: Center for Cognitive Therapy.

Padesky, C. (1996) Developing cognitive therapy competency: teaching and supervision models. In P. Salkovskis (Ed.), *The frontiers of cognitive therapy* (pp. 266-292). New York: Guilford Press.

Padesky, C. (2004) Aaron T. Beck: mind, man, mentor. In R.L. Leahy (Ed.), *Contemporary cognitive therapy* (pp.3-26). New York: Guilford.

Padesky, C. (2006) *Therapist beliefs: protocols, personalities and guided exercises* (2 CD set). Newport Beach, CA: Center for Cognitive Therapy.

Padesky, C., & Greenberger, D. (1995) *Clinician's guide to mind over mood.* New York: Guilford Press.

Papageorgiou, C., & Wells, A. (2003) *Depressive rumination: nature, theory and treatment.* Chichester: Wiley.

Pavlov, I.P. (1927) *Conditioned reflexes: an investigation of the physiological activity of the cerebral cortex.* London: Oxford University Press.

Persons, J.B. (2008) *The case formulation approach to cognitive-behaviour therapy.* New York: Guilford.

Persons, J.B., Gross, J.J., Etkin, M.S., & Madan, S.K. (1996) Psychodynamic therapists' reservations about cognitive-behaviour therapy: implications for training and practice. *Journal of Psychotherapy Practice and Research, 5*: 202-212.

Power, M. (2010) *Emotionally focused cognitive therapy.* Chichester: Wiley.

Rachman, S. (1997) The evolution of cognitive behaviour therapy. In D.M. Clark & C.G. Fairburn(Eds.), *Science and practice of cognitive behavior therapy* (pp. 1-26). Oxford: Oxford University Press.

Ramnero, J., & Torneke, N. (2008) *The ABCs of human behavior.* Oakland, CA: New Harbinger.

Reeves, A. (2012) *An introduction to counselling and psychotherapy: from theory to practice.* London: Sage.

Rogers, C.R. (1961) *On becoming a person.* Boston.MA: Houghton Mifllin.

Rogers, C.R. (1980) *A way of being.* Boston, MA: Houghton Mifflin.

Rothbaum, B.O., & Mellman, T.A. (2001) Dreams and exposure therapy in PTSD. *Journal of Traumatic Stress, 14*(3): 481-490.

Safran, J.D., & Muran, J.C. (2000) *Negotiating the therapeutic alliance: a relational treatment guide.* New York: Guilford Press.

Safran, J.D. & Reading, R. (2008) Mindfulness, metacommunication and affect regulation. In S.F. Hick & T. Bien (Eds.), *Mindfulness and the therapeutic relationship.* New York: Guilford Press.

Safran, J.D. & Segal, Z.V. (1990) *Interpersonal processes and cognitive therapy.* New York:

Guilford Press.

Sanders, D., & Wills, F. (2003) *Counselling for anxiety problems*. London: Sage.

Schon, D.A. (1994) *The reflective practitioner: how professionals think*. Farnham, Surrey: Ashgate.

Sciascia, L. (2002) *The Moro affair*. London: Granta Publications.

Segal, Z.V. (2009) *Mindfulness-based cognitive therapy for depression* (DVD). Washington, DC: American Psychiatric Association.

Segal, Z.V., Williams, J.M.G., & Teasdale, J.D. (2002) *Mindfulness-based cognitive therapy for depression: a new approach to preventing relapse*. New York: Guilford.

Servan-Schreiber, D. (2005) *Healing without Freud or Prozac: natural approaches to curing stress*. London: Rodale.

Shapiro, F. (2001) *Eye movement desensitization and reprocessing (EMDR): basic principles, protocols and procedures*. New York: Guilford.

Sherman, N. (2005) *Stoic warrior: the ancient philosophy behind the military mind*. Oxford: Oxford University Press.

Skinner, B.F. (1957) *Verbal behavior*. Acton, MA: Copley.

Skinner, B.F. (1965) *Science and human behaviour*. New York: Free Press.

Sloane, R.B., Staples, F.R., Cristol, A.H., & Yorkston, N.J. (1975) Short-term analytically orientated psychotherapy versus behavior therapy, *American Journal of Psychiatry, 132*: 373-377.

Spiegler, M.D., & Guevremont, D.C. (2009) *Contemporary behaviour therapy*. Belmont, CA: Cengage/Wadsworth.

Stopa, L. (Ed.)(2009) *Imagery and the threatened self*. Hove, East Sussex: Routledge.

Strupp, H.H., & Binder, J.L. (1984) *Psychotherapy in a new key: a guide to time-limited dynamic psychotherapy*. New York: Basic Books.

Teasdale, J. (1996) Clinically relevant theory: integrating clinical insight with cognitive science. In P. Salkovskis (Ed.), *Frontiers of cognitive therapy* (pp. 26-47). New York: Guilford.

Teo, A.R., Choi, H., & Valenstein, M. (2013) Social relationships and depression: ten-year follow-up for a nationally representative study. *PLOS ONE, 8*(4). doi: 10.1371/journal. pone. 0062396.

Truax, C.B., & Carkhuff, R. (1967) *Towards effective counselling and psychotherday: training and practice*. Chicago, IL: Aldine.

Tsai, M., Kohlenberg, R.J., Kanter, J.W., Kohlenberg, B., Follette, W.C., & Callaghan, G.M. (2009)*A guide to functional analytic psychotherapy: aware-ness, courage, love and behaviorism*. New York: Springer.

van der Kolk, B. (1994) The body keeps the score: the evolving psychobiology of post-traumatic stress disorder. *Harvard Review of Psychiatry, 1*(5): 253-265.

Watson, J.B., & Rayner, R. (1920) Conditioned emotional reactions. *Journal of Experimental Psychology, 3*: 1-14.

Wegner, D.M. (1994) Ironic processes of mental control. *Psychological Review, 74*: 300-317.

Weishaar, M. (1993) *Aaron T. Beck. Sage Modern Masters series*. London: Sage.

Welford, M. (2012) *The compassionate mind approach to building self-confidence*. London: Constable and Robinson.

Wells, A. (1997) *Cognitive therapy of anxiety disorders*. Chichester: Wiley.

Wells, A. (2000) *Emotional disorders and metacognition: innovative cognitive therapy*. Chichester: Wiley.

Wells, A. (2006) Cognitive therapy case formulation in anxiety disorders. In N. Tarrier (Ed.), *Case formulation on cognitive behaviour therapy: the treatment of challenging and complex cases* (pp. 52-80). Hove: Routledge.

Wells, A. (2009) *Metacognitive therapy for anxiety and depression*. New York: Guilford.

Whitehead, E.E., & Whitehead, J.D. (2010) *Transforming our painful emotions: spiritual resources for emotional healing*. Maryknoll, NY: Orbis.

Williams, M.J.G., Teasdale, J.D., Segal, Z.V. & Kabat-Zinn, J. (2007) *The mindful way through depression*. New York: Guilford.

Williams, M., & Penman, D. (2011) *Mindtulness: a practical guide to finding peace in a frantic world*. London: Piatkus.

Wills, F. (2006a) Cognitive therapy: a down to earth and accessible therapy. In C. Sills (Ed.), *Contracts in counselling and psychotherapy* (2nd ed.)(pp. 41-51). London: Sage.

Wills, F. (2006b) CBT: can counsellors fill the gap? *Healthcare Counselling and Psychotherapy Journal, 6*(2): 6-9.

Wills, F. (2008a) *Skills for cognitive behaviour counselling and psychotherapy*. London: Sage.

Wills, F. (2008b) The acquisition of CBT competence during CBT training. Unpublished PhD thesis, University of Bristol.

Wills, F. (2009) *Beck's cognitive therapy*. London: Routledge.

Wills, F. (2010) Yada, yada, yada: finding the missing bit of CBT—a call for more practitioner research.A paper given at the Annual Conference of the British Association for Behavioural and Cognitive Psychotherapies, Manchester, July.

Wills, F. (2012) Assessment and formulation, and CBT skills. In W. Dryden & R. Branch (Eds.), *The CBT handbook*(pp. 101-124 and 125-140). London: Sage.

Wills, F. with Sanders, D. (2013) *Cognitive behaviour therapy: foundations for practice*. London: Sage.

Winnicott, D.W. (1955-6) Clinical varieties of transference. *International Journal of Psycho-Analysis, 37*: 316.

Wolpe, J. (1958) *Psychotherapy by reciprocal inhibition*. Stanford, CA: Stanford University Press.

Worthless, I.M., Competent, U.R., & Lemonde-Terrible, O. (2002) And finally, cognitive therapy training stress disorder. *Behavioural and Cognitive Psychotherapy, 30*(3): 365-374:

Wright, J., Bolton, G. (2012) *Reflective writing in counselling and psychotherapy*.London: Sage.

Wright, J.H., Basco, M.R., Thase, M.E. (2006) *Learning cognitive behavior therapy*. Washington: American Psychiatric Association.

Young, J.E., Beck, A.T. (1980) *The Cognitive Therapy Rating Scale manual*. Philadelphia, PA: Center for Cognitive Therapy, University of Pennsylvania.

Young, J.E., Beck, A.T. (1988) *The Cognitive Therapy Rating Scale manual* (Rev.ed.). Philadelphia, PA: Center for Cognitive Therapy, University of Pennsylvania

Young, J., Klosko, J.S., & Weishaar, M.E. (2003) *Schema therapy: a practitioner's guide*. New York: Guilford.

术语和人名

ABC（behavioural version）model　ABC（行为版本）模型　165-169

acceptance　接纳　15, 130, 232

Acceptance and Commitment Therapy　接纳与承诺疗法（ACT）　15, 116, 136

Accreditation Processes　认证流程　106, 278

acting out　付诸行动　104, 255

Activity Scheduling　活动安排、活动进度　24, 173-178, 288

Addis, Michael　迈克尔·艾迪斯　80, 198

additive training　附加培训　278

advanced beginner stage　高级初学者阶段　277, 290-295

agenda-setting　日程设置　20, 65-66, 287

alternative thoughts　替代思维　132, 141-145

analytic questions　分析性问题　120-128

anger 愤怒 , 146, 201, 203　See also clients, Chrissie　参见来访者克里西

anxiety 焦虑 , 180-186, 203, 204　See also clients, Chrissie　参见来访者克里西

anxiety during training　学习期间焦虑　276, 277-290

approach-avoidance　趋避困境 , 进退两难　83

Aristotle　亚里士多德　201, 219, 223

Arntz, Arnie　阿尼·阿恩茨　253

Ashworth, Polly　波利·阿什沃思　293, 296

assertive rights　果敢权　191

assertiveness　果敢性　191-195

assessment in CBT　CBT 中的评估　39-54

assessment template　评估模板　47

assumptions　假设（有条件信念）　34, 238, 243, 245-252

attachment　依恋　90-96

audio recording sessions　音频 / 录音记录会谈　108, 283, 291

AWARE strategy　AWARE 策略（觉察策略）　214-216, 220

BABCP（British Association for Behavioural & Cognitive Psychotherapies）　英国
　　行为与认知心理治疗协会　293, 294

BACP（British Association for Counselling and Psychotherapy） 英国心理咨询及心理治疗协会 8, 293

Bailey, Ann 安·贝利 113, 158

Bandura, Albert 阿尔伯特·班杜拉 128

Barlow, David 大卫·巴洛 25, 132, 134, 135

Bartlett, Frederick 弗雷德里克·巴特利特 242

baseline symptoms 症状基线 54

Beck, Aaron 亚伦·贝克 14-16, 18, 27, 28, 59, 63, 80, 114, 127, 173-174, 188, 204, 213, 243, 253, 305

Beck Depression Inventory（BDI） 贝克抑郁量表 62, 309

Beck, Judith 茱蒂丝·贝克 16,148, 158

beginning CBT 开展 CBT 62-71

behaviour therapy 行为疗法 14, 128, 161, 164

behavioural activation（BA） 行为激活 173-178

behavioural awareness 行为意识 177-178

behavioural experiments（BE） 行为实验 24, 177, 252

behavioural formulation 行为概念化 168

behavioural review 行为回顾 177

belief ratings 信念评级 150-151

beliefs 信念 23

Bennett-Levy, James 詹姆斯·贝内特 - 利维 268, 277

Beutler, Larry 拉里·贝特勒 127

big I/little I concept 大我 / 小我概念 134

Billy No Mates 比利没有伙伴 183,184

Binder, Jeffrey 杰弗里·宾德 48, 84, 97, 301, 302

black and white thinking 非黑即白的思维 122

body language 肢体语言 172

Borderline Personality Disorder（BPD） 边缘型人格障碍 116

Bowlby, John 约翰·鲍尔比 90

bridge 桥接 65

bridge phobia 桥梁恐惧 184

Burdick, Debra 黛布拉·伯迪克 137

Burns, David 大卫·伯恩斯 122, 247, 320

Butler, Gillian 吉莉恩·巴特勒 56, 180

术语和人名

by the book learning　按部就班地学习　284

Carkhuff, Robert　罗伯特·卡库夫　298
case study research　案例研究　302
catastrophic thoughts/catastrophisation　灾难性思维 / 灾难化　25, 210
CBT sixth sense　CBT 第六感　70
CBT skills development　CBT 技术发展　276
Center for Anxiety Research（CARD）　焦虑研究中心　134
Chekov, Anton　安东·契诃夫　39
Ciarocchi, Joseph　约瑟·奇亚罗基　113, 158
Citizens' Advice Bureau（CAB）　公民咨询局　261
Clark, David M.　大卫·M.克拉克　28
clients　来访者
　　Antoinette　安托瓦内特　241-242, 253-271
　　Bishan　比山　139
　　Bron　布隆　77-82
　　Bruce　布鲁斯　121-125, 240, 245-252
　　Chrissie　克里西　206, 209-211, 215-216, 220, 223-224, 228-231
　　Claudette　克劳德特　162, 180-195
　　Dan　丹　56-61
　　David　大卫　56-58
　　Don　唐　86-90
　　Farouk　法鲁克　138
　　Jo　琼　99
　　John　约翰　104-105
　　Mark　马克　143-146
　　Mary　玛丽　93-95
　　Matthew　马修　162-179, 186-191
　　Mei　梅　132-134
　　Ray　雷　206, 209, 218-221, 223-224, 225-227
clipboard style　写字板风格　48-49
co-existing thoughts　共存思维　136
cognitive defusion　认知解离　147-148, 152-153

cognitive dissonance 认知失调 31-34

cognitive-interpersonal style 认知 - 人际风格 97

cognitive restructuring 认知重建 147-148

cognitive therapy 认知疗法 14, 163-165

Cognitive Therapy Scales（CTS）认知疗法量表 286-288, 295, 307

cognitive triad concept 认知三元组概念 243

collaboration 合作 17, 19-20, 34, 63-64, 67-68, 98, 289

common factor 共有因素 31

Community Mental Health Team（CHMT）社区心理健康小组 165

Community Psychiatric Nurse（CPN）精神科社康护士 241, 248-252

co-morbidity 共病 43

compassion 同情 116, 119, 141, 143, 145, 303-304

compassion-focused therapy（CFT）慈悲聚焦疗法 15, 137, 141-145, 225, 304

competence 胜任 105

competency/competency stage 胜任力 / 胜任力阶段 276, 277, 290-295

complaints 投诉 105

conflictual split 矛盾分歧 225

confrontation 面质 146

conscious competence 有意识的胜任 296

contacts, first 初诊 40

continua method 认知连续体技术 24, 262-267

Continuing Professional Development（CPD）持续专业进修 63, 106, 293-294

coping strategies 应对策略 191

core beliefs 核心信念 24, 34, 57, 80, 88, 89, 238, 242, 243-244, 245, 253-254,
256-257, 261, 269

Cornell, Ann Weiser 安·威瑟·康奈尔 53

Cost Benefit Analysis（CBA）成本效益分析 314-315

Craske, Michelle 米歇尔·克拉斯克 180

critical perspective on CBT 关于 CBT 的辩证 / 批判性观点 42-43, 239

critical psychology 批判心理学 239

Crits-Christophe, Paul 保罗·克里茨 - 克里斯托夫 84

Cummings, Nicholas 尼古拉斯·卡明斯 29, 254

current example, use of 使用当前示例 51

current functioning, assessment of 评估当前功能 46-54

Davies, Elaine 伊莱恩·戴维斯 306-307
Dawson, Les 莱斯·道森 10
debt 负债 259
de-centring 去中心化 82
declarative knowledge 陈述性知识 286
deep structure in CBT CBT 的深层结构 62-63
defusion 解离 119, 147-148, 152-153, 309
dependency 依赖 34
depression 抑郁 27-28, 80, 85, 91,162, 172-179, 220
de-skilling during training 学习中的"去技术化" 282
De Rubeis, Robert 罗伯特·德鲁贝斯 27
Diagnosis 诊断 55
diagnostic guidelines 诊断指南 42
Diagnostic and Statistical Manual (*DSM*) 精神障碍诊断与统计手册 42, 175, 178
Dialectical Behavior Therapy (DBT) 辩证行为疗法 116
diary-keeping 写日记 169-172, 175-178
directionality 指导性 16, 118
disgust 厌恶 204
dissemination of research 研究传播 296-297
downward arrow technique (DAT) 箭头向下技术 247-250
Dryden, Windy 温迪·德莱顿 9, 20, 125-126, 134, 170, 305, 306
Dudley, Robert 罗伯特·达德利 61, 71
dumping on 宣泄 100

Early Maladaptive Schemas (EMS) 早期适应不良图式 242-245
educational focus 教育性关注 16, 30
Egan, Gerard 伊根·杰拉德 28, 84, 100, 108, 197
Electro-Convulsive Therapy (ECT) 电休克疗法 241
Elliott, Robert 罗伯特·艾略特 234, 302
Ellis, Albert 阿尔伯特·埃利斯 14, 126, 142, 164
Emery, Gary 加里·埃默里 16, 18, 59, 173, 176, 198, 211

Emetophobia（fear of vomit） 呕吐恐惧症 182

emotion-focused therapy（EFT） 情绪聚焦疗法，以情绪为中心的疗法 302

emotional awareness 情绪意识 203

emotional regulation 情绪调节 24, 53-54, 201

emotional schemas 情绪图式 208-212

emotional skills 情绪技术 213

emotions 情绪 18-19, 62-63, 149-151, 201-234, 303-305

empathic assertion 共情性主张 192-193

empathy 共情 18-19, 56, 85, 98, 103, 114（同理心）, 143, 221, 259

empty chair technique 空椅子技术 225-227, 228-230（译者加）, 270

enactment method 定制的方法 268

Epictetus 埃皮克提图 25, 126-127

Epstein, Seymour 西摩·爱泼斯坦 147

Erikson, Erik 埃里克·埃尔克森 88, 125

evaluative questions 评价性问题 120-125

evidence-based practice（EBP） 循证实践 296

evolution 进化 91

expertise stage 专业阶段 276-277, 301-306

exposure therapy 暴露疗法 180-186

Eye Movement Desensitisation and Reprocessing（EMDR） 眼动脱敏与再加工 227-228

feedback, from clients 来访者反馈 65, 67

felt meaning/ sense 感觉意义 / 感觉 53, 212, 214

Fennell, Melanie 梅勒妮·芬内尔 137, 173

Fisher, Jane 简·费希尔 198

Flashcards 抽认卡 238, 248-250

flooding 满灌 185

focusing 聚焦 24, 216-222

formulation 概念化 16, 21-26, 55-62, 82, 88, 148, 249

brief 个案概念化简述 61

Freud, Sigmund 西格蒙德·弗洛伊德 44, 74

functional analysis 功能性分析 165, 167-172

337

Gendlin, Eugene　尤金·根德林　216-217

generalisation of therapy effects　治疗效果"泛化"　131

genuineness　真诚　18-19

Gilbert, Paul　保罗·吉尔伯特　9, 19, 21, 25, 103, 109, 116, 141, 142, 145, 225, 258,
　　300, 303-304, 307

goal orientation/goals　目标导向/目标　16, 28, 169

going off on one　暴跳如雷　215-216

Goldfried, Marvin　马文·戈德弗里德　303

graded/graduated tasks/steps　分级/渐进任务/步骤　24, 188

Grant, Alec　亚历克·格兰特　71

Greenberg, Les　莱斯·格林伯格　117, 211, 217, 234, 302

Guevremont, David　戴维·格雷蒙特　164, 199

Guidano, Vittorio　维托里奥·圭达诺　91

Guided Discovery through Socratic Dialogue（GD/SD）　苏格拉底式对话引导发现
　　19, 31-32, 112, 118, 119-128, 152, 289

Hackmann, Ann　安·哈克曼　42, 268, 271-272

Hall, Kirsty　霍尔·克斯提　239

Harvey, Alison　哈维·艾莉森　59

Hayes, Steve　史蒂夫·海斯　44, 80, 115, 116

head/heart relationship　头脑/心灵关系　203

heart function　心脏功能　212

HeartMath project　心脏数理研究项目　212

height phobia　恐高症　184

hierarchies　层次结构　181, 195

history, client's developmental　来访者个人发展史　47, 55-61, 237-245

historical tests　历史检验　24

Hobson, Bob　鲍勃·霍布森　142

holding relationship　抱持关系　90

Hollon, Steve　史蒂夫·霍伦　27

homework　家庭作业　16, 31, 44, 67, 288

hooking in　拉拢　244

hope　希望　114

humour 幽默 18

imagery methods 意象技术 268, 304

immediacy 即时性 77, 96-98, 106, 108, 127

improvisation 即兴发挥 283, 301

impulsivity 冲动 259

Increasing Access to Psychological Therapy（IAPT） 心理治疗普及计划 292

Induction 归纳 16

inert knowledge 惰性知识 285

Inskipp, Francesca 弗朗西斯卡·英斯基普 109, 148, 157

internal supervisor 内在督导 103

Interpersonal Process Recall（IPR） 人际关系过程回顾 108

interpersonal markers 人际关系标记 93

interpersonal sensitivity 人际关系敏感 20-21, 283

interpersonal skills for clients 来访者人际关系技术 186-195

invalidation 无效 115-116

Iqbal, Furhan 富汉·伊克巴尔 239

I-statement 自我陈述 44-45

Jacobson, Neil 尼尔·雅各布森 80

Kabat-Zinn, Jon 乔恩·卡巴金 138

Katzow, Adrienne 艾德丽安·卡佐 74, 97

Kazantzis, Nicholas 尼古拉斯·卡桑齐斯 31

Keijsers, Ger 盖尔·凯杰斯 19, 196

Kiesler, Donald 唐纳德·基斯勒 97

Klosko, Janet 珍妮特·克罗斯科 29

Kohlenburg, Robert 罗伯特·科伦伯格 80

Kuyken, Willem 威廉·库肯 56, 61, 71

Labelling 贴标签 42

Larkin, Philip 菲利普·拉金 281

Layard, Richard 理查德·莱亚德勋爵 296

术语
和
人名

Layden, Mary Ann 玛丽·安·莱登 253

Leahy, Robert 罗伯特·莱希 21, 103, 109, 115, 137, 158, 208, 209, 213, 244, 300, 318

Le Doux, Joe 乔·勒杜 125

Lemonde-Terrible, O. 哦，柠檬水很糟糕。286

Levenson, Hannah 汉娜·列文森 29, 42, 57, 302

Levinson, Margot 马戈特·莱文森 25, 59

Lewinsohn, Peter 彼得·莱温松 173

light touch interventions "低干涉"干预 145, 172

lightening up 放松 85

limited re-parenting 有限再抚养技术 261

Lindenfield, Gael 盖尔·林登费尔德 191, 198

Linehan, Marsha 玛莎·林内翰 29, 115, 137, 253, 261, 272

Liotti, Giancarlo 吉安卡罗·利奥蒂 91

listening skills 倾听技术 148, 166, 197

Mackay, Hannah 汉娜·麦凯 289

Mansell, Warren 沃伦·曼塞尔 59, 117, 118, 130, 145

markers 标记 253-254

Martell, Christopher 克里斯托夫·马泰尔 80, 86, 173-174, 189, 198

Marzillier, John 约翰·马齐利尔 305, 307

Masson, Geoffrey 杰弗里·梅森 285

mastery and pleasure（M and P） 掌握度与愉悦度（M 和 P） 174-176

mastery stage（skills） 精通阶段（技术） 276-277, 301-306

matching in therapy 治疗中"适配" 41

McLeod, John 约翰·麦克劳德 9, 302, 305

McCullough, James 詹姆斯·麦卡洛 19, 189

measures, psychological 心理测量量表 54, 309-310

medical model 医学模式 14

meta-cognitive interventions 元认知干预 154

meta-communication 元沟通 96-109

meta-emotion 元情绪 207

method of levels 层次疗法 130, 145

methods 方法 31-34

Milne, Derek　德里克・米尔恩　277

mindfulness　正念　15, 24, 26, 31, 34, 104, 111, 118, 119, 130, 137, 138, 139, 153, 207, 214, 216, 232

Mindfulness-based Cognitive Therapy（MBCT）　正念认知疗法　15, 137

mobile phones　手机　131

mood/mood check　心境／心境检查　64, 202

motivation　动机　202, 230

Muran, Christopher　克里斯托夫・穆兰　92

naming emotions　命名情绪　217, 223

National Health Service（NHS）　英国国家医疗服务体系　27

National Institute for Clinical Excellence（NICE）　英国国家卫生与临床优化研究所　299

need to suffer concept　"受苦的需要"概念　114, 221

Neenan, Michael　迈克尔・尼南　20, 125, 306

negative thoughts/NATs　负性思维／负性自动化思维　24, 26, 34, 132, 135, 143-147, 148, 151-152

Newman, Cory　科里・纽曼　253

Nicholson, Juliet　朱丽叶・尼克尔森　92

non-collaboration　不合作　73

non-directive　非指导性　118

notebooks, therapy　治疗笔记本　45

novice stage　新手阶段　280-290

observational learning　观察性学习　130

obsessions/Obsessive Compulsive Disorder（OCD）　强迫症　58, 153

occupational health　职业健康　206

O'Donoghue, William　威廉・奥多诺霍　198

old plan/new plan　旧计划／新计划　195

open questions　开放问题　121

Orwell, George　乔治・奥威尔　268-269

Overholser, Jim　吉姆・奥弗霍尔泽　120

Oxford Cognitive Therapy Centre（OCTC）　牛津认知治疗中心　291, 310

术语
和
人名

Padesky, Christine　克里斯蒂娜·帕德斯基　56, 61, 63, 67, 71, 124-125, 262, 285, 289

Paschal, Blaise　布莱士·帕斯卡　111

Pavlov, Ivan　伊万·巴甫洛夫　164

peer groups in post-training　培训后同行小组　294-295

people-pleasing　取悦他人　94

Perls, Fritz　弗里茨·波尔斯　225

personality disorder（PD）　人格障碍　43, 240

person-centred therapy　人本疗法　211

Persons, Jacqueline　杰奎琳·珀森斯　56, 199, 283, 289

pessimism　悲观　178

pie charts　饼状图　315-317

plan B/fallback plan　B计划/后备计划　182, 185-186

Playfulness　幽默　95

pleasure predicting　愉悦预测　178-179

post-training period　后培训时期　193

post-traumatic stress disorder（PTSD）　创伤后应激障碍　53, 205-206, 313

Power, Mick　米克·鲍尔　204, 231, 234, 303

pragmatism of CBT　CBT务实主义　240

prejudice model　偏见模型　263

pre-novice stage（skills）　预备阶段（技术）　277-30

presenting past concept　呈现过去的概念　237-242

present-time focus　关注当下　28

primary emotions　初级情绪　211-212, 224

principles of CBT　CBT原则　16-34

principles of emotions work　情绪工作的原则　233 pr

problem focus　问题聚焦　28

problem-solving　问题解决　65

procedural knowledge　程序性知识　286

professional insurance　专业保险　182

proficiency stage（skills）　熟练阶段（技术）　277, 295-301

protocols　治疗方案　283, 281（照本宣科protocols）

psychoanalysis/psychodynamic therapy　精神分析/心理动力学疗法　14, 29, 74, 221, 237

psychological flexibility　心理灵活性　135-136

psychologising　心理化　239

Queen Mary of Teck　泰克的玛丽女王（乔治五世的妻子）　92

Rachman, Jack　杰克·拉赫曼　14, 36, 128, 164, 180

Ramnero, Jonas　乔纳斯·拉姆尼罗　164, 199

rationale-giving　原理解释　21

reality testing　现实检验　313

rebound response　反弹式回应　103

Reeves, Andrew　安德鲁·里夫斯　27

reflective journal　反思日志　106, 302

reflective mode　反思模式　75

relapse　复发　27

relationship breakdowns　关系破裂　96-105

relationship exchanges in CBT　CBT 中的关系交流　77-109

relationship signals　关系信号　93

re-moralisation　再教化　40

research orientation　研究导向　297

reward planning　奖励计划　173

rewarding behaviour　奖励行为　189

Rogers, Carl/Rogerian therapy　卡尔·罗杰斯 / 罗杰斯派疗法　18, 288-291, 299

Rollnick, Steve　史蒂夫·罗尔尼克　19, 44

rules of living　生活规则　248, 251

rumination　思维反刍　24, 162

ruptures, therapeutic　治疗关系破裂　102

sadness　悲伤　63

safe place intervention　安全之地干预　53

Safran, Jeremy　杰雷米·萨夫兰　74, 92, 93, 97, 101, 102, 104, 300

Sanders, Diana　戴安娜·桑德斯　9, 21, 28, 30, 36, 43, 47, 54, 79, 89, 91, 95, 109, 113, 117, 118, 147, 198, 211, 213, 240, 272, 300

Sayama, Mike　迈克·萨亚马　29, 254

术语
和
人名

schema concept　图式概念　34, 55, 60, 69, 88, 103, 238, 242, 243-245

schema focused therapy（SFT）　图式聚焦疗法　29

Schon, Donald　唐纳德·舍恩　296

secondary emotions　次级情绪　211-212

Segal, Zindel　津德尔·西格尔　15, 93, 97, 138, 300

self-compassion　自我慈悲　141

self-concept　自我概念　89

self-consciousness　自我意识　70

self-efficacy　自我效能　154

self-fulfilling prophecies　自我实现的预言　23, 93

self-help books　自助书籍　180, 184

self-monitoring　自我监控　170-173

self-soothing methods　自我安慰方法　260-261

Servan-Schreiber, David　大卫·塞尔旺-施莱伯　212, 228, 231, 234

shame　羞愧　103, 113, 249, 258

Shapiro, Francine　弗朗辛·夏皮罗　227

Shakespeare, William　威廉·莎士比亚　275, 303

short-term/long-term　短程/长程　16, 27-28

simulation　模拟　182

skills rehearsal　技术演练　190

Skinner, Fred　弗雷德·斯金纳　153, 164

sleep interventions　睡眠干预　24

social anxiety　社交焦虑　56, 63, 70, 92, 132

social networks　社交网络　78, 86-88

social reinforcement　社会强化　164-165

social work　社交工作　165-166, 190

socio-cultural-political factors　社会-文化-政治因素　59, 239

Socratic method/Socrates　苏格拉底方法/苏格拉底　16, 25

Spiegler, Mike　迈克·斯尔格勒　164, 199

Staples　斯特普尔斯　196

stoicism　斯多葛学派　25

Stopa, Louise　露易丝·斯托帕　268

stress　压力　40

structure of therapy　治疗结构　16, 30, 44-45, 62-63, 66-68, 69

structure 'with a light touch'　"低干涉"结构　67, 71

Strupp, Hans　汉斯·斯特鲁普　97, 302

stuck emotion　卡壳　219

subjective units of distress（SUD）　主观痛苦感觉单位量表　181

suitability, for CBT　CBT适宜性　41-42

summaries　总结　119-128

sunk costs　沉没成本　114-115

supervision　督导　98-99, 105, 252, 282-283, 299, 307

supplantive training　替代的培训　278

suppression　抑制　202

survey method　调查方法　252

synthesising questions　综合性问题　119-128, 120, 121

systematic desensitization　系统脱敏　180

Tarrier, Nick　尼克·塔里耶　323

Teasdale, John　约翰·蒂斯代尔　15, 126

technical rationality　技术理性　296

techniques　技术　16, 33-34

testing formulations　检验概念化　61

therapeutic relationship　治疗关系　16-19, 44-46, 81, 82-84

therapist beliefs/schemas　治疗师信念/图式　67, 103, 300

therapist skills for exposure　治疗师的暴露疗法技术　180-181

thinking processes　思维过程　59

third wave CBT　CBT第三次浪潮　15, 111-117, 130, 147

thought records　思维记录　24

Time Limited Dynamic Psychotherapy（TLDP）　时限性动力学心理治疗　57, 302

Tolstoy, Leo　列夫·托尔斯泰　237

Torneke, Niklas　尼克拉斯·托内克　164, 199

training in CBT　CBT培训　277-295, 307

transdiagnostic approach　跨诊断方法　134

transference　移情　74

transformation of emotions　情绪转变　233

trauma 创伤 205-206

trial and error 试错 117

triggers 诱发事件 23, 52, 90, 163-164, 165, 249

Truax, Charles 查尔斯·特鲁瓦克斯 298

Tsai, Mavis 梅维斯·蔡 80, 163, 164

two chair technique 两把椅子技术 225-227

unfinished business 未完成事件 229

update 跟进 64

validation 认可 116

validity and reliability of formulations 个案概念化的有效性与可靠性（效度与信度） 61

values, importance of 重要价值观 173, 174

Van der Kolk, Bessel 巴塞尔·范德考克 205

Van Genderen, Hannie 汉尼·范·根德伦 253

"vicious cycle" concept "恶性循环"概念 23-24, 25, 26, 49-51, 148

video, use of in training 在培训中使用录像/视频 291

Virgil 维吉尔 161

visualisation 视觉化 304

waking up (from sleep) 觉醒（从睡眠中） 175

warmth 温暖 18-19

"wash-out" of therapy effects "遗忘"治疗效果 131

waves, of CBT CBT 浪潮 14

Wegner, Daniel 丹尼尔·韦格纳 202

Weishaar, Marjorie 马乔里·维斯哈尔 15, 29, 221, 224

Welford, Mary 玛丽·韦尔福德 114

Wells, Adrian 艾德里安·威尔斯 59, 70, 83, 126, 153, 158, 243

Westbrook, David 大卫·韦斯特布鲁克 71

whiteboards, use of 使用白板 118, 125, 130, 131-134, 148

wild eclecticism 野生折中主义 283, 306

Williams, Mark 马克·威廉姆斯 15, 138-139

Wills, Frank　弗兰克·威尔斯　14, 20, 28, 30, 31, 36, 43, 54, 79, 89, 92, 95, 109, 117, 118, 125, 147, 148, 154, 198, 199, 211, 213, 228, 240, 272, 288, 307

Winnicott, Donald　唐纳德·温尼科特　90

Wolpe, Joseph　约瑟夫·沃尔普　180

working through　修通　29, 74-77

worry　担忧　210

Worthless, I.M.　我很没用。286

Wright, Jesse　杰西·赖特　55, 182, 199

Yankura, Joe　乔·杨库拉　134

Young, Jeffrey　杰弗里·杨　29, 243, 253, 258, 261, 271

Zone of Proximal Development（ZPD）　最近发展区　68, 117-119

术语
和
人名

图书在版编目（CIP）数据

认知行为疗法技术：原书第2版 /（英）弗兰克·威尔斯（Frank Wills）著; 李瑞华译. -- 重庆：重庆大学出版社，2023.1

（鹿鸣心理. 心理咨询技术和实务系列）

书名原文：Skills in Cognitive Behaviour Therapy

ISBN 978-7-5689-3434-3

Ⅰ.①认… Ⅱ.①弗…②李… Ⅲ.①认知—行为疗法 Ⅳ.①R749.055

中国版本图书馆CIP数据核字（2022）第117982号

认知行为疗法技术（原书第2版）
RENZHI XINGWEI LIAOFA JISHU

[英] 弗兰克·威尔斯（Frank Wills） 著

李瑞华 译

鹿鸣心理策划人 王 斌

策划编辑：敬 京 责任编辑：黄菊香
责任校对：王 倩 责任印制：赵 晟

*

重庆大学出版社出版发行

出版人：饶帮华

社址：重庆市沙坪坝区大学城西路21号

邮编：401331

电话：（023）88617190 88617185（中小学）

传真：（023）88617186 88617166

网址：http://www.cqup.com.cn

邮箱：fxk@cqup.com.cn（营销中心）

全国新华书店经销

重庆俊蒲印务有限公司印刷

*

开本：890mm×1240mm 1/32 印张：11 字数：229千

2023年1月第1版 2023年1月第1次印刷

ISBN 978-7-5689-3434-3 定价：56.00元

SKILLS IN COGNITIVE BEHAVIOUR THERAPY

by Frank Wills

Simplified Chinese Translation

Copyright © 2015 By Chongqing University Press Limited Corporation

版贸核渝字（2016）第 257 号